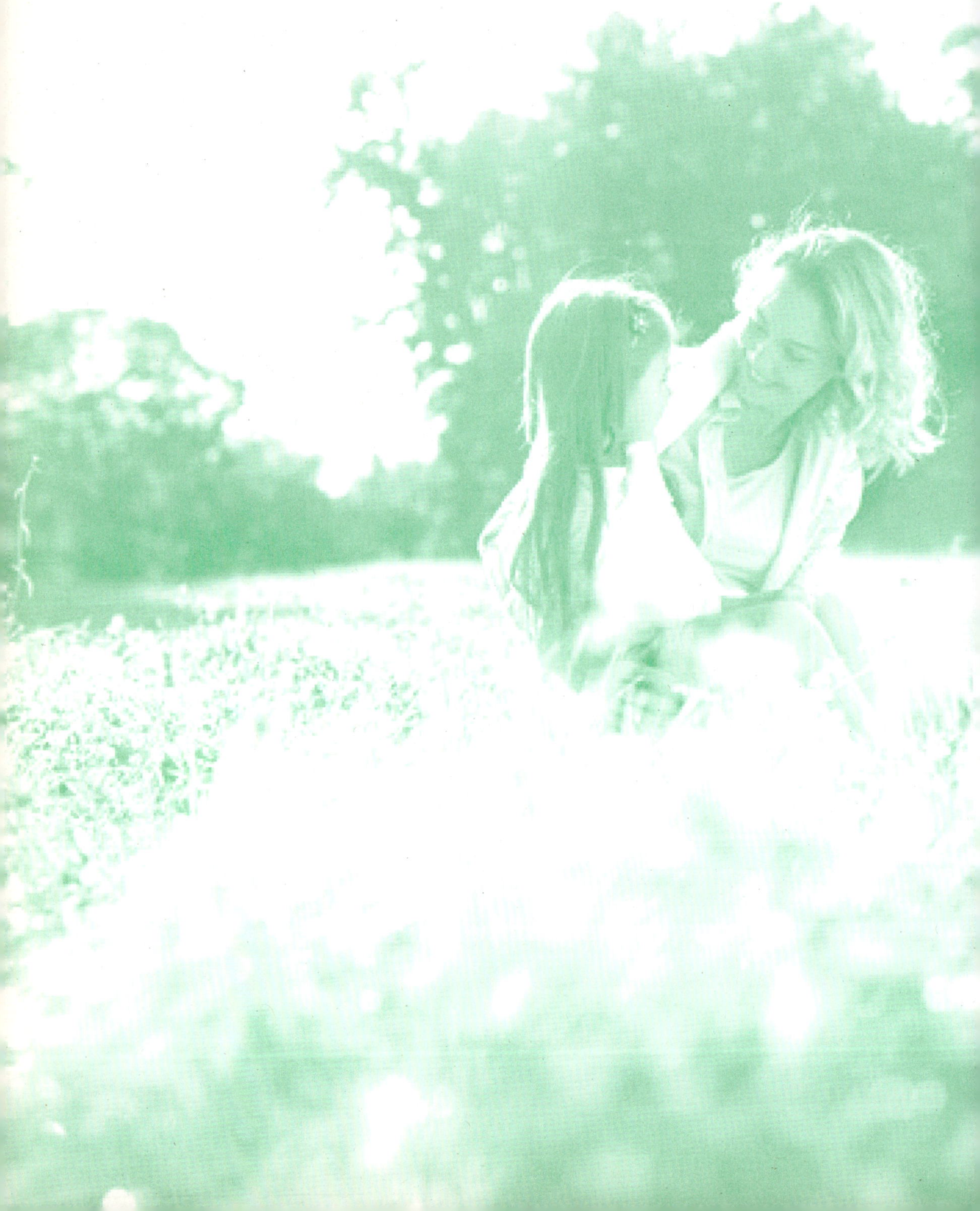

An introduction to Lifestyle Medicine

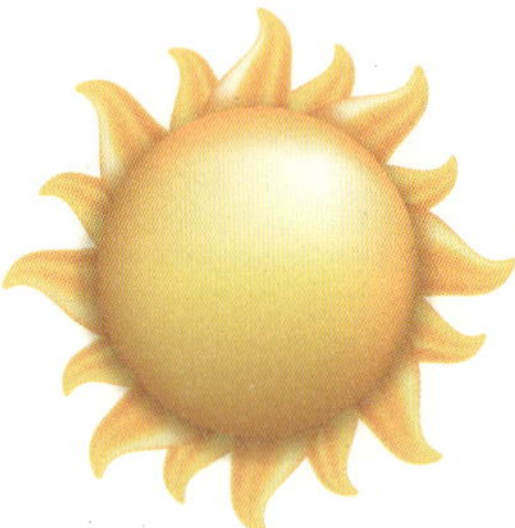

현대인을 위한

생활의학 개론

김소연 · 백경기

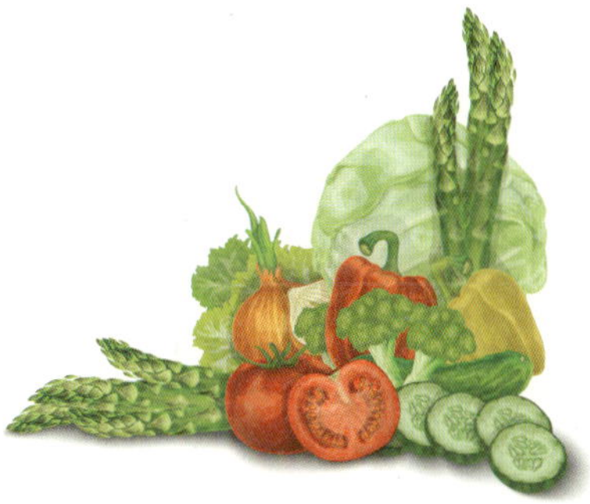

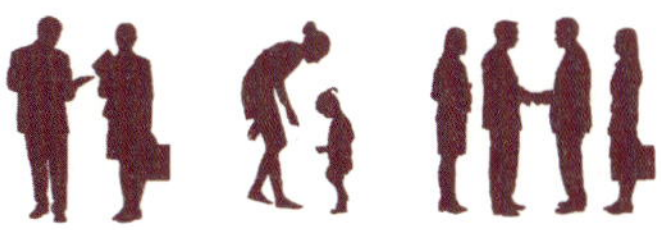

㈜지구문화
JIGU CULTURE Co.Ltd

머리글

현대의학은 눈부시게 발전해왔습니다. 우리는 30억 쌍의 DNA를 해독하고 유전자의 돌연변이 여부를 확인하여 환자에게 꼭 맞는 약물을 선택하는 맞춤의학 시대, 면역세포의 유전자를 원하는 대로 편집한 후 환자에게 다시 투여하여 암을 치료하는 최첨단 정밀의학의 시대를 살고 있습니다.

그럼에도 20세기 말 이후로 고혈압, 비만, 당뇨병, 고지혈증, 동맥경화, 관절염, 심혈관 질환, 치매, 암 등이 꾸준히 증가하고 있으며, 우리나라는 위와 같은 만성질환으로 인한 사망이 1위, 2위, 3위를 차지하고 있습니다.

만성질환을 일으키는 원인의 70~80%가 생활습관에 있다고 해도 과언이 아닙니다. 많이 먹고 적게 움직이며 충분히 자지 못하고 햇빛을 멀리하며 스트레스로 인한 긴장, 불안, 우울감이 지속되는 생활습관은 유전자, 세포, 조직, 장기를 서서히 망가뜨립니다. 동물성 지방, 설탕, 각종 첨가물은 인체에 지속적인 염증을 일으키고, 과도한 동물성 단백질은 뼈를 약화시키고 암의 원인이 될 수도 있습니다. 만성질환은 한 가지 원인으로 발생하지 않습니다. 식습관, 운동습관, 마음습관, 생체리듬습관이 통합적으로 작용하여 병을 일으킵니다.

통곡류 · 채소 · 과일 · 견과류 · 콩 등을 많이 먹는 식습관과 물, 햇빛, 깨끗한 공기, 친밀한 관계, 공동체 유대감 등과 같은 건강한 환경과 생활습관은 질병을 예방할 뿐 아니라 치료에도 도움이 됩니다. 약물은 만성질환의 원인을 치료하지 못하며, 단지 일시적으로 혈압과 혈당을 낮추고 염증을 줄이며 증상을 완화시킬 뿐입니다. 따라서 약물을 중단하면 혈압과 혈당은 다시 상승합니다.

질병의 원인이 되기도 하는 생활습관을 바꾸지 않으면 만성질환은 치유되지 않습니다. 포괄적인 생활습관의 변화는 질병의 원인에 접근하는 치료행위로서 생활의학 Lifestyle Medicine 이 잉태되는 계기가 된 것입니다. 음식, 운동, 수면, 만성적 스트레스 등과 같이 만성질환을 일으키는 요인들을 개선함으로써 질병을 예방하고 치료하는 것이 바로 생활의학입니다. 세상에서 가장 장수하는 사람들이 오랜 기간 쌓아온 삶의 지혜도 이러한 생활의학의 개념과 맞닿아 있습니다.

21세기 들어 새롭게 등장한 후성유전학은 생활의학의 학문적 토대가 되고 있습니다. 후성유전학은 음식의 종류에 따라 유전자가 활성화될 수도 있고, 비활성화될 수도 있다는 점을 과학적으로 증명하였고, "생활습관이 유전자의 운명을 결정한다"는 가설을 사실로 확인시켜 주었습니다. 앞으로도 생활의학은 후성 유전학 Epigenetics 의 발전과 운명을 같이 할 가능성이 크다 할 수 있습니다.

이 책은 건강하게 오래 사는 생활습관을 가급적 과학적 사실에 기초해서 소개하고 있으며, 또한 생활습관 개선이 만성질환의 예방과 치료에 가장 우선적인 것임을 강조합니다. 무엇보다도 생활습관 치료의 처방권이 모든 사람에게 있다는 사실을 상기시킵니다. 고기보다는 콩과 견과류를 선택하고, 에스컬레이터 대신 계단을 이용하며, TV와 스마트 폰을 끄고 일찍 잠자리에 드는 것은 자신이 생활치료의 처방권을 행사하는 것과 같습니다.

이 책이 생활의학을 일반인들에게도 알기 쉽게 소개할 목적으로 쓰여졌으므로 전문성과 학문적 깊이에는 다소 부족한 점이 있겠지만 생활의학에 대해 관심이 있는 분들에게는 조금이나마 도움이 되기를 기대합니다.

100세가 넘어서도 논밭에서 땀흘려 일하고 쉬는 날에는 마을의 축제를 찾아다니며 여유롭고 슬겁게 사는 시골의 어느 노인이 방송에 출현한 적이 있었습니다.

사람들이 그 분에게 이구동성으로 물었습니다. "할아버지, 그렇게 장수하시는 비결이 뭐에요" 할아버지는 잠시 머뭇거리다 웃으면서 대답했습니다. "글쎄, 몰라유..." 할아버지의 삶, 그 총체적 생활습관에 답이 있었으니 건강의 비결을 어찌 한 마디로 요약할 수 있었겠습니까.

모쪼록 대한민국의 모든 이가 올바른 생활습관으로 100세까지 건강한 삶을 사시기 바랍니다.

끝으로 이 책이 햇빛을 보기까지 애써주신 모든 분들에게 감사의 말씀을 드립니다.

기해년 만추에

필자 대표

차례

Contents

제4부 | 뉴스타트와 건강

차례

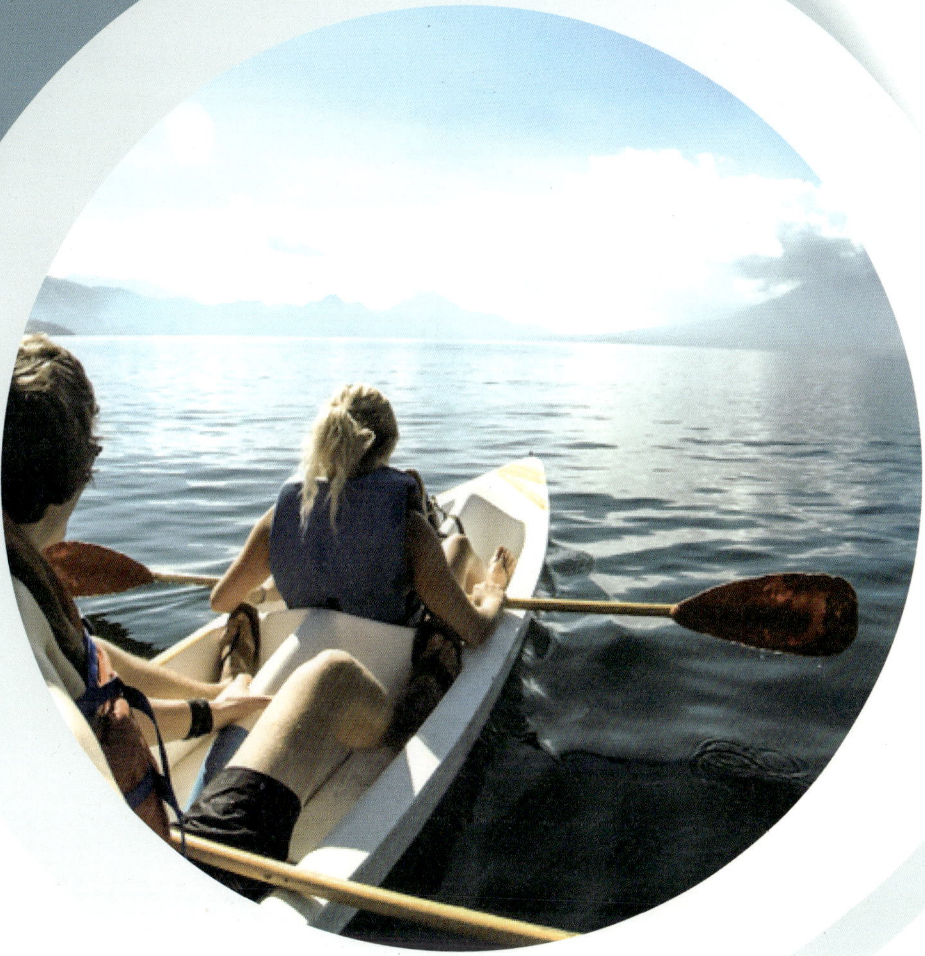

제1부 건강한 사람들

Chapter 1. 블루존

2. 블루존의 비밀

3. 재림교인 건강연구

Chapter 1

제1부 건강한 사람들

블루존

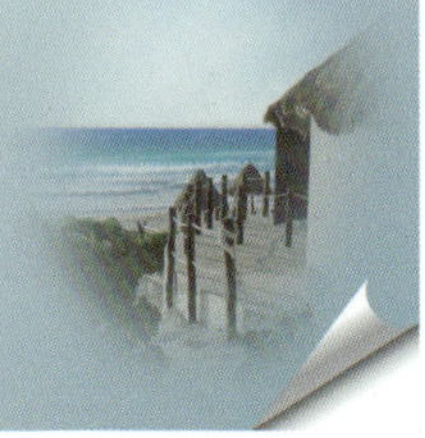

블루존은 지구상에서 가장 건강한 사람들이 사는 지역이다. 2004년 장수 longevity 를 연구하던 이탈리아의 인구통계학자들은 사르디니아 Sardinia 라는 한 작은 섬을 주목했다. 100세 이상의 인구가 이 섬에 많이 분포하고 있다는 것을 알게 되었고, 특히 섬의 해안가보다는 중심부 산악지역에 더 많이 거주한다는 사실을 학계에 보고하면서 이 지역을 '블루존 Blue Zone '이라고 처음 명명하였다.

블루존은 내셔널 지오그래픽 매거진 National Geographic Magazine 의 객원연구원이었던 댄뷰트너 Dan Buettner 가 다수의 인구학자 · 영양학자 · 유전학자들과 함께 미국 노화연구소에서 발표한 세계적인 장수 지역인 이탈리아의 사르디니아, 일본의 오키나와, 미국 캘리포니아의 로마린다를 장기간 조사한 후, 그 결과를 2005년 내셔널 지오그래픽의 표지기사로 발표하면서 세상에 널리 알려지게 되었다.

이후 댄 뷰트너는 2006년에 코스타리카의 니코야를 블루존의 네 번째 장수지역으로 소개하였고, 2008년에 그리스의 이카리아 섬을 마지막 다섯 번째 블루존에 포함시켰다.

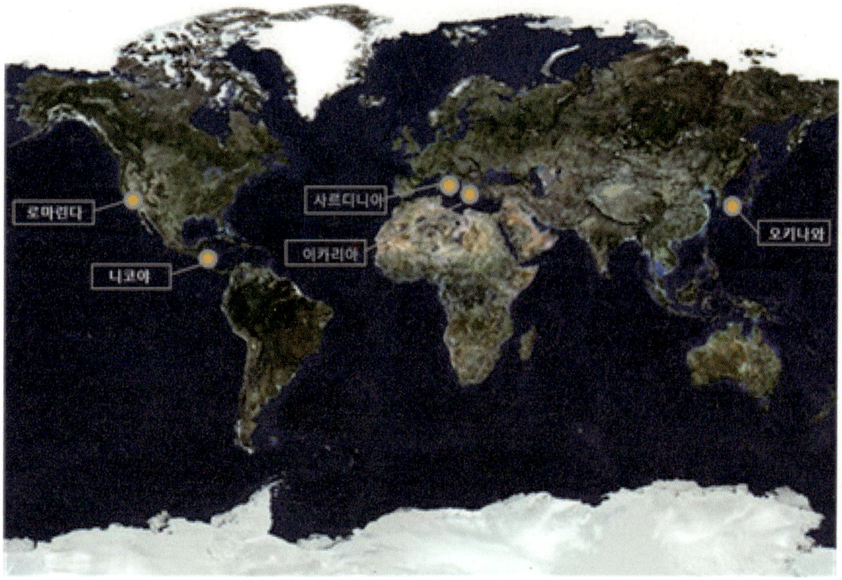

그림 1-1 세계의 장수마을, 블루존(Blue Zone)

Chapter 2

제1부 건강한 사람들

블루존의 비밀

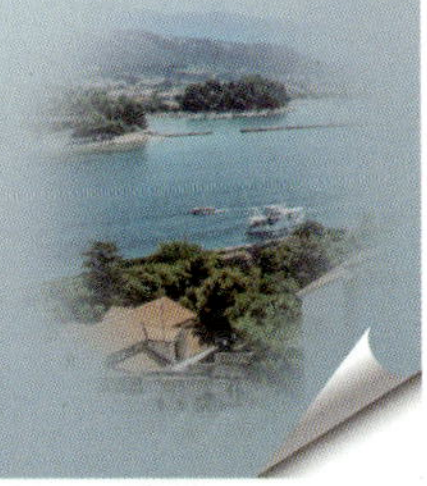

블루존에는 오랜 기간 쌓아 온 인간의 경험이 새겨져 있다. 블루존의 생활과 문화는 장수할 수 있는 지혜를 발전시켜 왔다. 이 지역 주민들의 식습관, 주변 사람과 교류하는 방식, 스트레스에서 벗어나는 방식, 마음의 상처를 치유하는 방식, 질병을 예방하는 방식, 블루존 주민들의 가치관과 세계관은 이들의 삶을 연장해 주었다.

덴마크 쌍둥이들을 대상으로 한 유명한 연구에서 볼 수 있듯이 유전자가 인간의 수명에 관여하는 비율은 25퍼센트에 불과하다. 나머지 75퍼센트는 생활습관이 결정한다. 결국, 우리가 최상의 생활습관을 선택하면 생물학적 한계 내에서 수명을 최대로 늘릴 수 있다는 것을 블루존의 사람들은 증명해 보여주고 있다.

그렇다면 질병 없이 건강하게 오래 사는 블루존 사람들은 어떤 특징을 갖고 있을까? 그들이 장수하는 비밀은 무엇일까? 온화한 기후, 환경 오염이 없는 한적한 시골 지역이라는 지리적 · 환경적 요인이 어느 정도 영향을 미칠 수는 있겠지만 블루존의 공통점으로 보기에는 어려운 측면이 있다.

예를 들어 이탈리아의 사르디니아 섬에 사는 사람들은 대체로 유사한 기후와 자연환경에 노출되어 있지만, 해안가에 거주하는 사람들에 비해 중심부 산악지역에 거주하는 사람들이 더 오래 산다. 심지어 해안가에 거주하는 사람들의 수명은 이탈리아의 다른 지역과도 별 차이가 없다.

이것은 기후와 환경이라는 외적인 요인보다 사람들의 생활습관이 더 중요하다는 것을 시사한다. 마찬가지로 미국의 로마린다는 캘리포니아 남부 사막 가까이에 위치한 작은 내륙 도시이다.

자연환경으로 보면 미국의 다른 지역보다 비교우위에 있다고 보기 어려운 지역이다. 그럼에도 불구하고 이 지역에는 건강하게 장수하는 사람들이 많이 산다. 유전적 요인, 인종적 배경, 자연환경 및 기후적 조건보다 올바른 생활습관의 선택이 훨씬 중요하다는 것을 로마린다 블루존을 통해서 알 수 있다.

그렇다면 블루존의 생활습관은 무엇일까? 이들을 특징짓는 생활습관을 요약하면 다음과 같다.

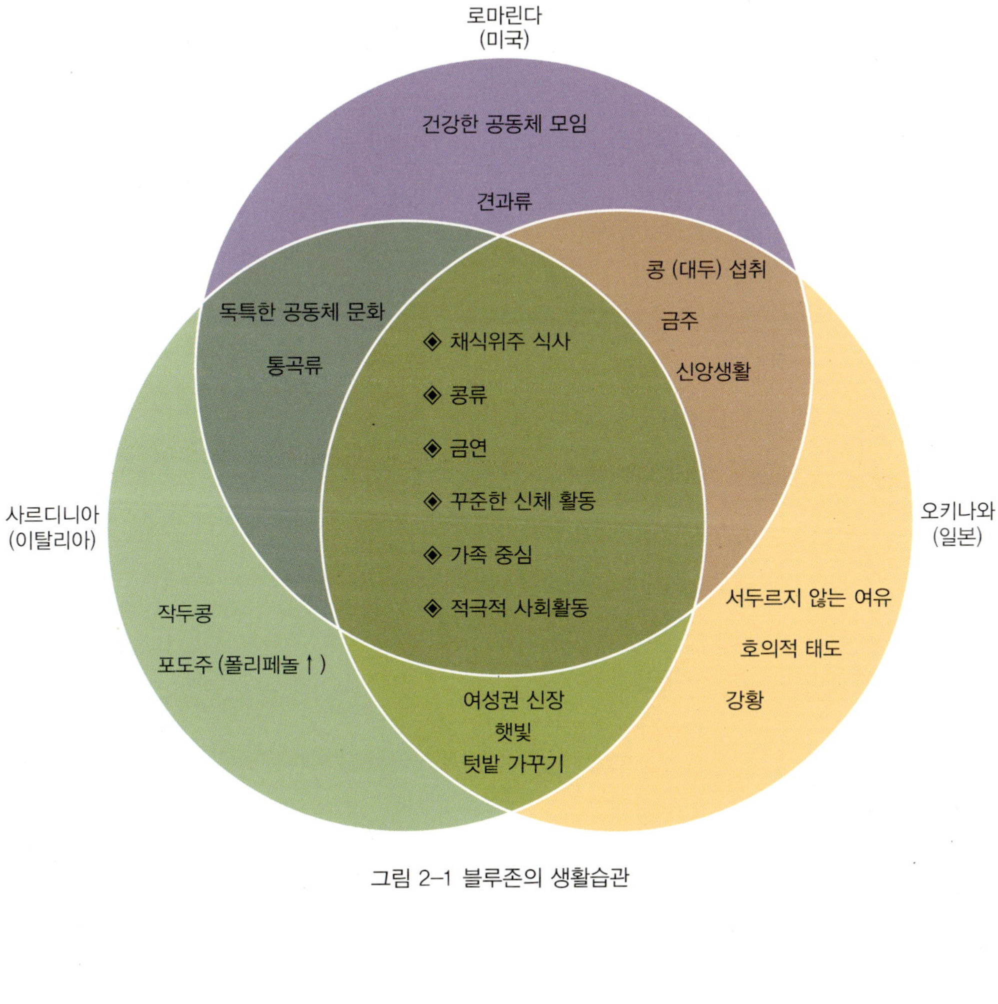

그림 2-1 블루존의 생활습관

첫째, 이들은 주로 채식 위주의 음식 Plant-based diet 을 먹는다. 둘째, 생선과 육류를 가끔 섭취하지만 주된 단백질 공급원으로는 콩과식물 legumes 을 즐겨 먹는다. 셋째, 규칙적인 신체활동 physical activity 을 한다. 산을 오르고 부지런히 걷고 계단을 오르는 것이 자연스러운 일상이자 운동이다. 넷째, 가족 family 을 어떤 가치보다 중요하게 생각하며, 가족 간의 유대감이 끈끈하다. 다섯째, 지역 공동체 혹은 신앙 공동체를 통해 적극적으로 사회활동 social engagement 을 유지한다. 여섯째, 이들은 담배를 피우지 않는다 No smoking .

이 여섯 가지 생활습관이 블루존 사람들의 장수 비밀이다.

Check point

블루존의 생활습관

- 채식 위주 음식(Plant-based diet)
- 콩과식물(legumes)
- 활발한 신체활동(physical activity)
- 가족의 유대감(Family)
- 적극적인 공동체 참여(Social engagement)
- 금연(No smoking)

이 외에도 이들은 통곡류 whole grains 와 견과류 nuts 를 즐겨 먹고, 하루 한두 잔의 포도주를 마시기도 하는데 이것은 블루존에 따라 조금씩 차이가 있다. 햇빛 노출이 많고, 텃밭을 가꾸며, 서두르지 않고, 스트레스를 잘 관리하고, 누구에게든 호감을 표시하는 여유로운 마음도 블루존의 중요한 생활습관들이다.

신앙생활을 유지하고, 나이가 들어도 분명한 삶의 목적을 갖고 은퇴없이 활동하는 것 또한 빼놓을 수 없는 블루존의 특징들이다.

Chapter 3

제1부 건강한 사람들

재림교인 건강연구

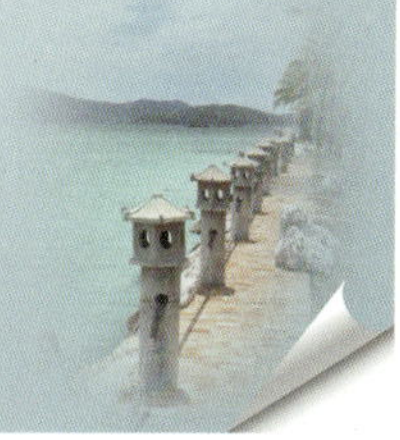

제칠일 안식일 예수 재림교회 Seventh-day Adventists 는 1863년 미국에서 처음 조직되었고 전 세계에서 네 번째로 규모가 큰 개신교회이다. 이 교회에 속한 교인들은 자신들의 신념에 의해 150년 동안 독특한 생활습관을 유지하고 있다. 술과 담배를 금하고, 돼지고기와 같은 성경에 기록된 부정한 음식을 먹지 않는다. 그리고 육류와 생선, 커피, 차와 같은 카페인 음료, 지나치게 맵고 짠 음식, 정제되고 가공된 음식은 가급적 멀리한다.

재림교인의 약 50%는 우유와 달걀만을 허용하는 채식주의자 lacto-ovo vegetarian 이거나 완전 채식주의자 vegan , 육류를 주 1회 미만으로 먹는 사람들이다. 그리고 재림교인은 규칙적으로 운동을 한다. 이들이 올바른 생활습관을 강조하는 이유는 그것을 통해서 건강과 행복, 영성을 증진시킬 수 있다고 믿기 때문이다.

로마린다 Loma Linda 는 미국 남부 캘리포니아에 위치한 작은 도시이다. 전체 인구가 약 24,000명인 이 도시에는 약 9,000명의 재림교인이 살고 있다. 로마린다에 거주하는 재림교인들 가운데 건강하게 장수하는 노인들이 다른 지역에 비해 많다는 것이 알려지면서 이곳은 미국에서 유일한 블루존이 되었다. 로마린다는 특별한 자연환경을 가진 곳이 아니다. 이 도시에 거주하는 재림교인들 대부분은 자영업 혹은 직장생활을 한다.

도시에 거주하는 다른 현대인들의 삶과 크게 다르지 않다. 세계의 건강 연구자들이 로마린다 재림교인을 주목하는 이유가 바로 여기에 있다. 건강하게 장수하는 것이 천혜의 자연환경을 가진 일부 사람들만의 특권이 아니라 인종, 성별, 문화를 초월하여 건강한 생활습관을 실천하는 사람들이라면 누구나 누릴 수 있는 당연한 결과라는 사실을 알려주기 때문이다.

종교적 신념에 근거한 재림교인들의 독특한 생활습관 때문에 이들은 대규모 건강 연구의 주요 대상이 되어 왔다. 생활습관이 건강과 질병 및 사망률에 어떤 영향을 미치는지 알아보는 재림교인 대상 연구는 대부분 미국국립보건원 NIH 의 예산을 지원받으며 60년 이상 지속되고 있다.

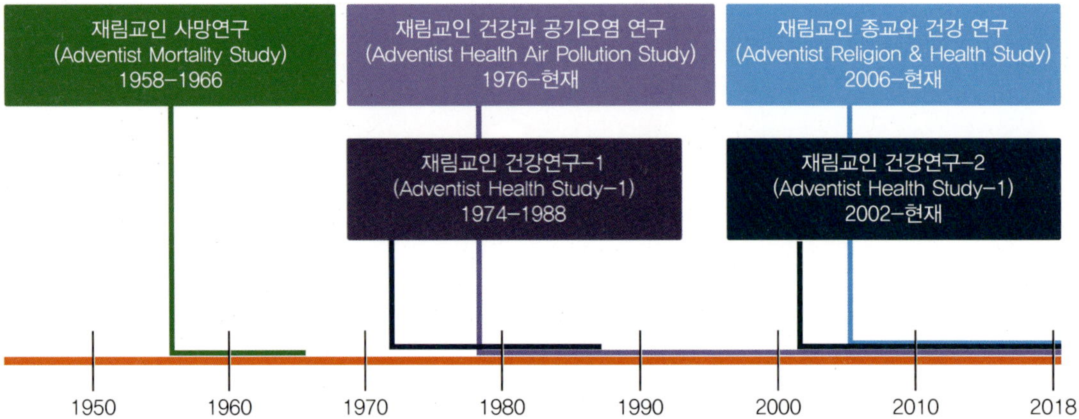

https://publichealth.llu.edu/adventist-health-studies/about/history-adventist-health-studies

그림 3–1 재림교인 건강 연구의 역사

최초의 재림교인 연구 Adventist Mortality Study 는 캘리포니아에 거주하는 재림교인들이 일반인들보다 암과 심혈관질환으로 사망하는 비율이 통계적으로 유의하게 낮다고 보고하였다. 34,000여 명에 달하는 재림교인을 대상으로 한 후속 연구 Adventist Health Study-1 를 통해서 재림교인들의 평균수명이 일반인들보다 약 10년이 더 길다는 것과 이러한 수명연장은 재림교인의 다섯가지 생활습관 금연, 채식 위주의 식단, 견과류 섭취, 규칙적 운동, 표준체중 유지 에 기인한다는 것이 확인되었다.

재림교인은 육류보다는 콩을 더 자주 먹고, 견과류 호두, 아몬드 등 를 통해서 필요한 지방을 섭취한다. 우유 대신에 두유를 마시고, 하루 5잔 이상의 물을 꾸준히 마시며, 통곡식 whole grains 과 토마토를 즐겨 먹는 식습관이 각종 질병을 예방한다고 덧붙였다. 이러한 사실이 밝혀지면서 각종 언론들이 재림교인의 생활습관에 관심을 가지기 시작하였고, 유에스 뉴스 월드 리포트 US News world report 는 백 살까지 사는 11가지 건강 습관'을 소개하면서 여덟 번째 목록에 "재림교인처럼 살아라 Live like a Seventh-day Adventist "라고 적었다.

2002년에 시작하여 지금도 진행 중인 재림교인 건강연구 Adventist Health Study-2 에서는 단지 채식만으로도 비만, 당뇨병, 대사증후군, 암의 발생을 상당히 줄일 수 있다고 보고하였다.

로마린다에 사는 재림교인들은 자신들의 몸을 성전으로 여긴다. 하나님이 계시는 거룩한 장소가 성전이듯이 올바른 생활습관을 통해서 몸을 최상의 상태로 유지하고자 노력한다. 채식을 실천하고, 규칙적인 운동을 하며, 물을 자주 마시고, 햇볕을 쬐고, 절제생활을 하고, 신선한 공기를 마시고, 안식일에는 모든 일상을 중단하고 휴식하며 예배를 드리고, 이웃에게 따뜻한 관심을 기울인다. 그리고 이러한 생활습관의 중심에는 하나님에 대한 믿음이 있다.

로마린다를 비롯한 블루존의 생활습관이 세상에 알려지면서 미국 내 여러 도시의 보건담당자들은 지역주민의 질병예방과 건강증진을 위해 '블루존 프로젝트 Blue Zone Project '라는 이름으로 블루존의 생활습관을 실현 가능한 보건정책에 적용하기 시작했다.

신선한 유기농 채소를 판매하는 식료품점과 채식을 제공하는 레스토랑을 지역 곳곳에 두어 주민들이 채소를 좀 더 쉽게 구입하고 채식을 먹을 수 있는 기회를 늘리도록 했다. 자전거 도로를 새롭게 정비하여 자가용보다는 자전거를 더 많이 이용하도록 하고, 프로젝트를 함께 실천할 수 있도록 소규모 공동체 모임을 조직하며 그 안에서 소속감과 유대감을 경험하도록 도왔다.

지역 보건당국과 시민단체가 중심이 되어 지속적인 홍보를 통해 주민들이 이 프로젝트에 참여하도록 격려했다. '블루존 프로젝트 Blue Zone Project '의 결과는 어떻게 되었을까? 비록 단기간 시행되었음에도 불구하고 지역 주민들의 건강상태는 놀랍게 개선되었다.

비만율과 흡연율 및 당뇨병 발생률은 감소하고 주민의 행복지수는 상승하였다. 블루존 프로젝트를 통해 알 수 있는 두 가지 사실은 첫째, 생활습관을 바꾸면 몸과 마음이 더 건강해진다는 것이고, 둘째, 생활습관을 바꾸기 위한 적절한 환경 조성이 중요하다는 것이다.

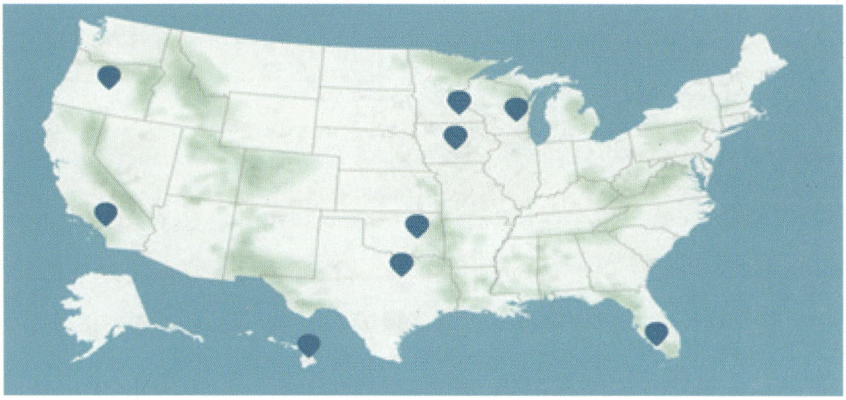

https://www.bluezonesproject.com/

그림 3-2 블루존 프로젝트를 시행 중인 미국의 지역(2019)

블루존의 사람들에게 장수의 비결을 물으면 대체로 모른다고 대답한다. 하루하루 살아가는 그들의 생활습관이 모여서 총체적으로 건강에 영향을 미치기 때문에 특정한 한 가지 비결을 답할 수 없는 것이다. 자연의 재료로 만든 소박한 식사를 하고, 부지런히 땀 흘려 일하는 것이 일상의 운동이며, 가족의 사랑과 공동체의 끈끈한 유대감이 있으니 외롭고 우울할 틈이 없다.

화를 내거나 욕심을 내지 않고, 너그럽고 여유로우며 평화로운 마음이 있으니 몸을 상하게 하는 스트레스가 쌓일 가능성도 낮아진다. 몸과 마음을 포괄하는 올바른 생활습관이 장수의 비결이라는 것을 블루존 사람들은 가르쳐 주고 있다.

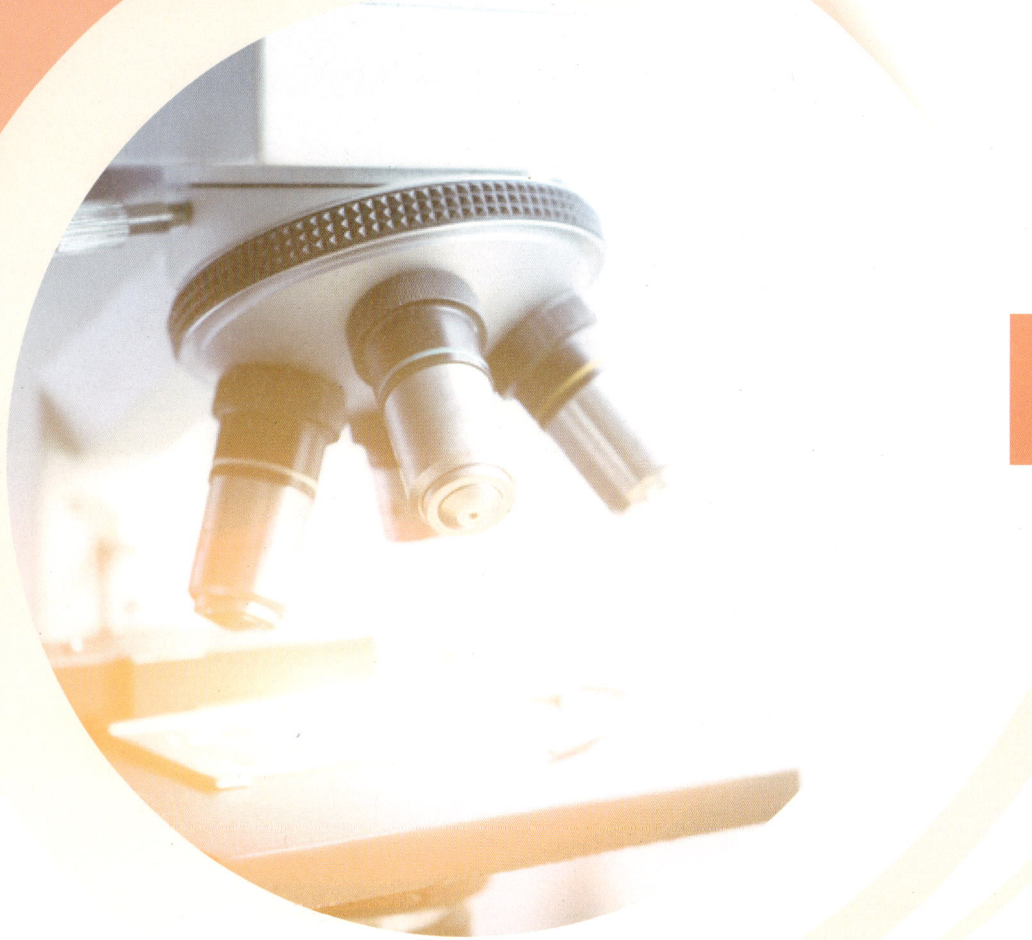

제2부 생활의학

Chapter 1

세포와 유전자

인간의 몸은 약 79개의 장기 organs , 네 종류의 조직 tissues , 약 37조 개의 세포 cells 로 이루어져 있다.

약 22조 개의 적혈구를 제외한 인체의 모든 세포는 핵을 가지고 있다. 적혈구에 핵이 없는 이유는 산소를 운반하는 헤모글로빈을 채울 공간을 확보하고, 세포의 모양을 바꿔서 모세혈관을 잘 통과하기 위해서는 핵과 미토콘드리아와 같은 세포 내 구조물이 없는 편이 더 유리하기 때문이다.

세포의 핵 속에는 23쌍, 총 46개의 염색체가 있다. 각각의 염색체는 DNA와 히스톤이 결합된 복합체로 구성되어 있다. 유전체 genome 는 단백질을 암호화하고 있는 DNA protein-coding DNA 와 암호화하고 있지 않은 DNA non-coding DNA 로 이루어져 있다. 단백질을 암호화하고 있는 DNA를 유전자 gene 라고 부른다. DNA는 유전정보를 담고 있는 물질로서 네 종류의 뉴클레오티드 nucleotide 가 총 30억 쌍 연결된 이중 나선 모양의 구조다. 뉴클레오티드는 염기-인산-당이 결합된 단위이다. 염기에는 아데닌 Adenine , 구아닌 Guanine , 시토신 Cytosine , 티민 Thymine 이 있다.

아데닌은 반드시 티민과 짝을 이루고, 구아닌은 반드시 시토신과 짝을 이루는데 이것을 상보적 결합이라고 한다. 두 개의 염기가 상보적으로 결합한 뉴클레오티드 30억 쌍 전체가 바로 DNA다. 모든 컴퓨터 프로그램이 0과 1이라는 두 숫자로 암호화되어 있듯이, DNA에 담겨 있는 모든 생명 프로그램은 A, T, C, G라는 네 개의 염기로 암호화되어 있다. DNA 염기의 배열 순서 DNA sequence 의 변화를 흔히 돌연변이 mutation 라고 한다. 염기 배열의 순서에 변화가 생긴 돌연변이는 직접적으로 질병의 발생과 관련이 있다.

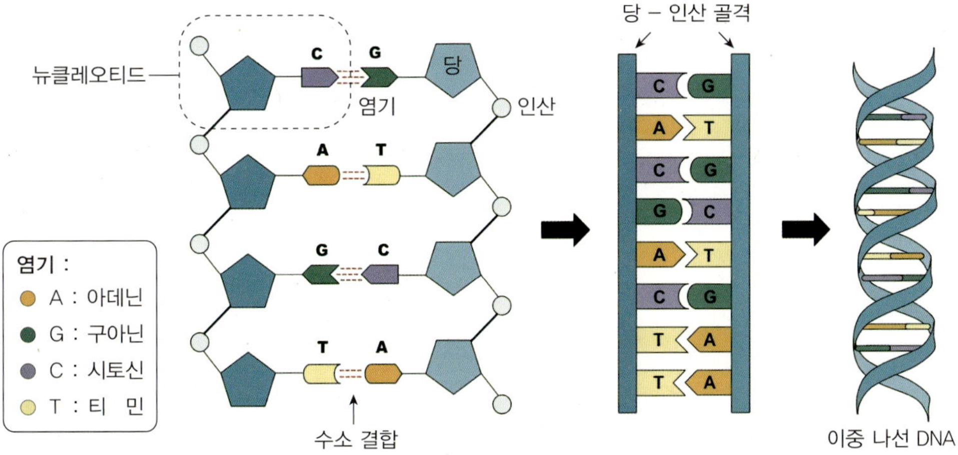

그림 4–1 DNA 이중 나선 구조의 모형

2003년에 완성된 인간 게놈 프로젝트는 DNA를 구성하고 있는 30억 쌍의 염기배열 순서를 모두 밝혀냈고, 이후 진행된 연구를 통해서 세포에는 약 21,000개의 유전자 gene 가 있는 것으로 확인되었다.

인간의 몸은 세포로 구성되어 있고, 세포는 조직을 이루고 장기를 형성한다. 인체의 각 장기가 본래의 기능을 문제없이 잘 수행할 때 건강이 유지된다. 세포의 운명을 결정하는 것이 핵 속에 있는 DNA, 즉 유전자 gene 이다.

이해를 돕기 위해 당뇨병을 예로 들어 설명해 보자. 인슐린의 전구물질인 프로인슐린을 만드는 유전자는 췌장 베타세포의 염색체 11번에 있다. 이 유전자는 1,430개의 염기 쌍으로 구성되어 있다.

DNA 30억 쌍 가운데 1,430개의 염기 쌍 부분이 인슐린 유전자이다. 이 유전자는 110개의 아미노산을 합성하고 결합하여 프로인슐린이라는 단백질을 만든다. 프로인슐린은 몇 단계를 거쳐 최종적으로 51개의 아미노산으로 구성된 인슐린 단백질이 된다. 이것이 혈당을 조절하는 호르몬이다. 1,430개의 염기 쌍 가운데 단 한 개의 염기에 문제가 생겨도 인슐린 유전자는 정상적인 인슐린을 만들지 못한다. 비정상적인 인슐린은 혈당을 조절하지 못하게 되고 결국 당뇨병이 발생할 가능성이 높아진다.

다음 그림을 보면, 정상적인 단백질을 구성하는 아미노산의 배열은 다섯 번째 아미노산이 글리신 glycine 이다. DNA의 염기배열 CCA로부터 전사된 메신저 RNA messenger RNA, mRNA 의 염기배열은 GGU이고, 이 메신저 RNA에 상보적인 운반 RNA transfer RNA, tRNA 의 염기배열은 CCA이다. CCA 운반 RNA에 해당하는 아미노산은 글리신 glycine 이다.

그런데 DNA돌연변이에 의해 염기배열 CCA가 CGA로 바뀌게 되면 이것을 전사한 메신저 RNA의 염기배열은 GCU가 된다. GCU의 상보적 운반 RNA의 염기배열은 CGA이다. CGA의 염기배열을 가진 운반 RNA의 아미노산은 알라닌 alanine 이다. DNA염기 배열 순서에서 단 한 개의 염기 변화가 전혀 다른 종류의 아미노산을 만들고, 단 하나의 아미노산 변화가 전혀 다른 성질의 단백질을 합성한다. 이렇게 만들어진 단백질은 정상적인 기능을 수행하지 못한다.

만약 이 유전자가 항암유전자라면 돌연변이에 의해 만들어진 항암단백질은 암의 발생을 억제하지 못하게 될 것이다.

약 21,000개의 유전자들의 구조와 기능이 정상일 때 각각의 유전자가 암호화하고 있는 효소, 호르몬, 신경전달물질 등이 제대로 만들어지고 세포도 정상적으로 활동하게 된다. 인체를 구성하는 모든 세포들이 정상적으로 작동해야 세포 cells 로 이루어진 조직 tissues 과 다양한 조직의 집합체인 장기 organs 도 제 역할을 수행할 수 있고, 조직과 장기가 정상적일 때 몸 body 이 건강해지는 것이다.

예를 들어, 밥을 먹은 후 탄수화물의 소화와 대사가 일어나는 과정에서 각각의 세포와 유전자가 어떻게 작용하는지를 간단하게 살펴보자.

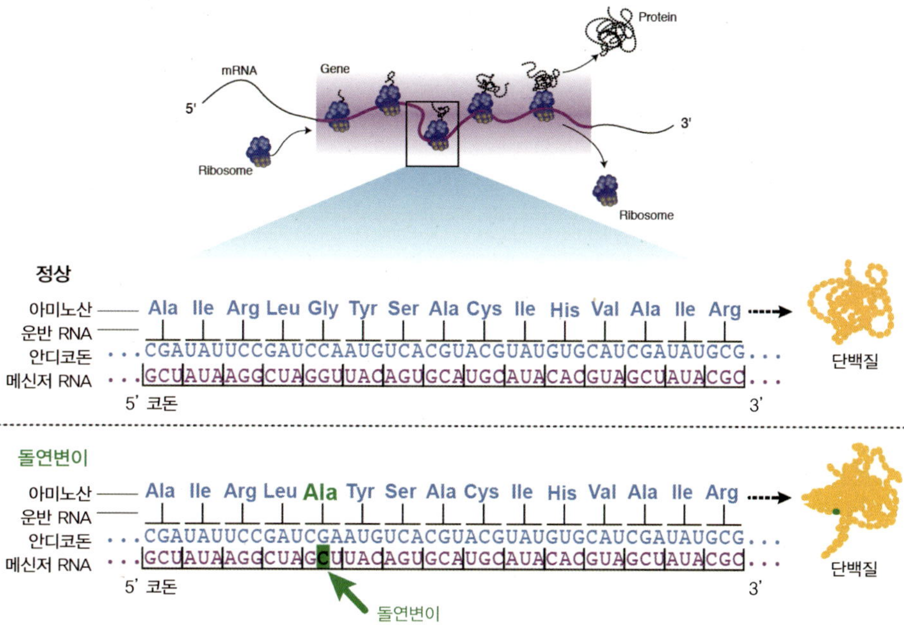

https://www.genome.gov/genetics-glossary/Point-Mutation

그림 4-2 DNA염기 배열의 변이로 인한 유전자 돌연변이

탄수화물은 입 안에서부터 소화가 시작된다. 침샘이라는 장기는 침을 분비하는 침샘세포로 이루어져 있다. 침샘세포의 염색체 1번에는 아밀라아제를 만드는 유전자 AMY1A gene 가 있다. 이 유전자가 정상적으로 아밀라아제를 만들 때 소화기 제대로 된다. 이 유전지는 췌장세포에도 있다.

아멜라아제는 탄수화물을 포도당으로 분해한다. 포도당은 소장에서 흡수되어 간으로 이동한다. 간은 포도당을 저장하기도 하고 필요한 포도당을 온몸으로 보내기도 한다. 혈액 속의 포도당은 췌장으로 이동한다. 췌장에는 베타세포가 있다. 베타세포는 인슐린을 만든다. 이 베타세포의 11번 염색체에는 인슐린 유전자 INS gene 가 있다. 식후에 혈액 속 포도당의 수치가 높아지면 인슐린 유전자가 인슐린을 만들기 시작한다. 베타세포가 만든 인슐린은 혈액을 타고 근육으로 이동한다. 근육은 근육세포로 이루어져 있다. 근육세포는 포도당을 에너지원으로 사용하는 대표적인 세포다.

인슐린은 근육세포의 세포막에 있는 수용체와 결합한다. 이 인슐린 수용체 INSR gene를 만드는 유전자는 근육세포의 19번 염색체에 있다. 인슐린이 인슐린 수용체와 결합하면 이제 근육세포의 염색체 17번에 있는 글루트4 유전자 GLUT4 gene가 움직이기 시작한다. 글루트4는 혈액 속에 있는 포도당을 세포 안으로 쉽게 이동하도록 돕는 수송 단백질이다. 글루트4가 근육세포의 세포막에 끼어 들어가서 포도당을 이동시키는 통로가 된다.

세포 안으로 이동한 포도당은 다시 수십 혹은 수백 개의 유전자의 작용으로 마지막 종착지인 미토콘드리아로 이동하고 이곳에서 산소의 도움을 받아 에너지를 만들며 포도당은 사라진다. 세포는 포도당의 대사를 통해 필요한 에너지를 만들고 노폐물로 이산화탄소를 남긴다.

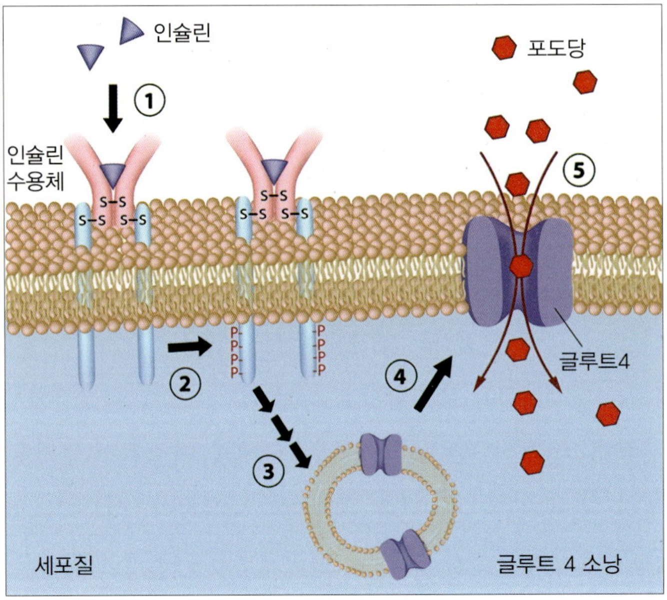

그림 4-3 인슐린과 글루트4에 의한 혈당 조절

〈https://www.chegg.com/homework-help/questions-and-answers/effect-insulin-glucose-uptake-insulin-glucose-insulin-receptor-5-s-s-s-s-glut4-2-4-3-glut4-q25255810?trackid=23c37ca82916&strackid=4864c624513d&ii=1〉

이산화탄소는 호흡과 소변을 통해 체외로 배설된다. 인슐린과 글루트4가 정상적으로 작동하면, 혈액 속의 포도당이 세포 안으로 이동하여 혈당이 정상적으로 조절될 수 있다. 만약 인슐린과 글루트4 가운데 하나라도 비정상적으로 작동하면, 혈액 속의 포도당은 세포 안으로 들어가지 못한다. 세포 안으로 들어가지 못한 포도당으로 인해 혈당이 높아지면 보통 180 mg/dL이상 포도당은 소변으로 나오기 시작한다.

소변으로 당분이 빠져 나오면서 소변량이 증가하고 오줌에서 단맛이 난다. 늘어난 소변량을 의미하는 diabetes와 단맛을 의미하는 mellitus가 결합하여 당뇨병 diabetes mellitus 이라는 질병명이 만들어지게 되었다.

콩팥이 소변으로 배설할 수 있는 포도당의 양은 한정되어 있기 때문에 배설되지 못한 포도당은 혈액 속에 남아서 이차적인 합병증을 일으킨다. 혈당이 높은 상태가 장기간 지속되면 혈관벽을 이루는 혈관내피세포에 손상이 오게 된다. 망막혈관의 손상은 실명을 야기할 수 있고, 콩팥혈관의 손상은 만성 콩팥병을 일으킨다. 만성 콩팥병은 만성 신부전으로 이어져서 투석이나 콩팥이식 수술을 받아야 한다.

심장혈관 · 뇌혈관 · 말초혈관과 같은 큰 혈관에 손상이 생기면 협심증, 심근경색, 뇌졸중, 말초동맥폐쇄라는 병이 발생한다. 췌장의 베타세포에 있는 인슐린 유전자와 근육세포의 글루트4 유전자가 정상적인 기능을 하지 못한 결과가 당뇨병, 실명, 만성 콩팥병, 심장병, 뇌혈관질환으로 이어진다. 지금까지 확인된 약 21,000개의 유전자가 필요에 따라 정상적으로 작동할 때 비로소 세포, 조직, 장기가 유기적인 생명활동을 하게 되고 건강이 확보될 수 있다.

Chapter 2

후성유전학

질병은 유전자 혹은 염색체에 문제가 있을 때 발생한다. DNA염기 배열의 순서가 바뀌거나, 잘못된 염기가 결합되거나, 불필요한 염기가 삽입되거나 또는 사라지는 형태의 작은 돌연변이들로 인해 유전자에 이상이 생길 수 있다. 그리고 염기가 아닌 유전자 전체 혹은 염색체 일부에서 일어나는 큰 변화를 통해서도 질병이 생길 수 있다. 이렇게 유전자 혹은 염색체 구조의 변화로 생기는 돌연변이를 연구하는 학문이 유전학 Genetics 이다.

후성유전학 Epigenetics 은 DNA의 염기배열 순서의 변화, 즉 유전자의 구조보다는 유전자의 기능을 연구하는 학문이다. 후성유전학이라는 용어는 1945년 콘래드 웨딩톤 Conrad H. Waddington 에 의해 처음 사용되었다. 'Epi-'는 '~밖에서', '~위에서'라는 뜻이다. 즉, 유전자 genetics 밖에서 혹은 유전자 위에서 유전자를 조절하는 시스템을 다루는 것이 후성유전학 Epigenetics 이다. 질병은 유전자의 구조 이상으로 생길 수도 있지만, DNA의 염기 배열이 정상인 유전자라도 활성화되지 않으면 병이 생길 수 있다.

유전자가 자신이 암호화하고 있는 물질을 정상적으로 만들 때 유전자 발현 gene expression 이 되었다고 한다. 구조적으로 정상인 유전자라고 하더라도 발현되지 않고 침묵하고 있으면 silencing 세포의 활동에 필요한 효소, 호르몬, 신경전달물질 등을 만들지 못한다. DNA 염기배열 순서의 변화로 인해 만들어진 비정상적인 물질이 세포의 활동에 문제를 일으키기도 하지만, 정상 염기배열을 가진 유전자가 발현되지 않아서 아예 물질을 만들지 못해도 문제가 된다.

최근 후성유전학적 연구를 통해서 알게 된 사실은 건강과 질병은 유전학적 변화보다는 후성유전학적 변화와 더 밀접하게 관련되어 있다는 것이다.

그렇다면 유전자의 발현을 조절하는 메커니즘은 무엇일까? 유전자의 발현은 크게 DNA메틸화 methylation 와 히스톤 변형 histone modification , 그리고 마이크로 RNA를 통해서 이루어진다.

DNA메틸화는 유전자의 특정 부위에 메틸기 CH_3 라는 분자가 화학적으로 결합을 하면 유전자가 발현되기도 하고 발현되지 않기도 하는 현상이다. 메틸기라는 물질이 유전자를 켜기도 switch-on 하고 유전자를 끄기도 switch-off 한다. 유전자의 구조가 정상이더라도 메틸기가 유전자에 과하지도 hypermethylation 부족하지도 hypomethylation 않게 결합될 때 정상적인 유전자 발현이 이루어진다.

히스톤은 DNA에 의해 둘러싸인 단백질이다. 실패에 감겨 있는 실이 DNA라면 실패는 히스톤이다. 히스톤은 DNA를 감기도 하고 풀어 주기도 한다. 히스톤 단백질의 변형을 통해서 감긴 DNA를 풀어 주면 유전자의 발현이 일어나고 DNA를 다시 감으면 유전자 발현이 억제된다. 히스톤 단백질의 꼬리 tail 부분에 아세틸기 CH3CO- 가 붙으면 히스톤이 감고 있던 DNA를 풀어 주면서 유전자가 발현되도록 한다. 이것을 히스톤 아세틸화 histone acetylation 라고 한다.

세 번째 유전자 발현조절 메커니즘인 마이크로 RNA는 DNA와 메신저 RNA로 이루어진 짧은 조각 RNA 물질이다. 이것이 세포질에서 떠다니다가 자신과 염기서열이 같은 DNA에 붙어서 유전자의 발현을 조절한다. 결국, DNA 메틸화, 히스톤 아세틸화, 마이크로 RNA, 이 세 가지 조절 메커니즘이 유전자의 발현을 결정하는 스위치라고 할 수 있다.

생활습관은 후성유전학적 변화를 통해서 스위치를 움직인다. 생활습관은 세 가지 스위치를 통해서 약 21,000개의 유전자 발현을 조절한다. 유전자의 운명은 생활습관에 의해 결정된다. 음식은 DNA 메틸화라는 스위치를 통해 유전자 발현을 촉진시킬 수도 있고 억제할 수도 있다.

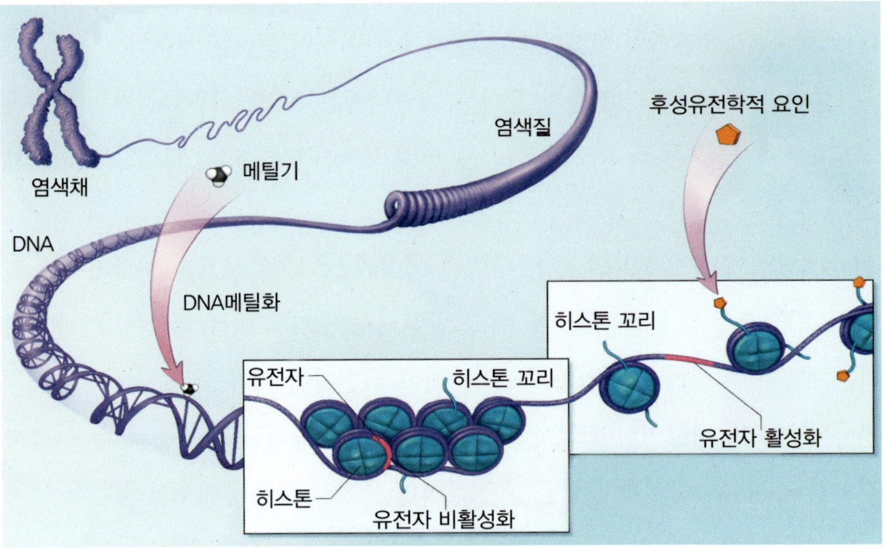

그림 5-1 후성유전학적 기전에 의한 유전자 발현
〈http://commonfund.nih.gov/epigenomics/figure.aspx〉

꿀벌의 암컷에는 일벌과 여왕벌이 있다. 일벌은 평균 7주를 살고, 여왕벌은 1~3년을 산다. 암컷 일벌의 난소는 퇴화되어 평생 알을 낳을 수 없다. 하지만 여왕벌은 하루에 2천 개의 알을 낳고 평생 2백만 개의 알을 낳는다. 일벌과 여왕벌은 모두 같은 여왕벌이 낳은 유충에서 자랐기 때문에 유전자의 DNA 염기배열은 동일하다. 타고난 유전자의 구조는 같음에도 외형과 행동이 전혀 다르다.

무엇이 이런 차이를 만들었을까? 일벌과 여왕벌은 태어난 지 3일까지는 똑같은 유충으로 구별이 안 된다. 그런데 3일 째부터 한 유충에게 집중적으로 로열젤리를 먹이는데 그 유충이 자라서 여왕벌이 된다. 로열 젤리가 아닌 꽃가루를 먹은 유충은 일벌이 된다. 일벌과 여왕벌의 DNA 염기배열은 같을지라도 550개 이상의 유전자에 붙어 있는 DNA 메틸화는 다르고 결과적으로 유전자의 발현에도 차이가 있다.

특히 생식과 관련된 유전자들의 발현은 여왕벌에서는 증가하고 일벌에서는 억제된다. 유충이 섭취한 음식의 종류가 유충이 자라서 일벌이 될지 여왕벌이 될지를 결정하는 요인이라는 것이 후성유전학 연구를 통해 밝혀졌다.

포유동물 대부분이 아구티 유전자 agouti gene 를 가지고 있다. 이 유전자는 털의 색깔과 비만, 당뇨병, 암의 발생과 관련이 있다. '아구티 쥐'는 아구티 유전자에 돌연변이가 생김으로써 유전자의 발현이 비정상적으로 증가한 쥐이다. '아구티 쥐'는 황색 털을 가지고 있고 몸집은 뚱뚱하며 당뇨병과 암에 취약하다.

반대로 아구티 유전자의 발현이 억제되면, 털의 색깔은 어두운 갈색으로 변하고 날씬하고 건강한 쥐가 된다. 임신한 '아구티 쥐'가 새끼를 낳으면, 돌연변이 아구티 유전자는 새끼에게 그대로 전달되고, 새끼도 결국 황색털을 가진 비만하고 당뇨병과 암에 잘 걸리는 '아구티 쥐'가 된다.

듀크대학의 연구진들이 이 임신한 '아구티 쥐'를 대상으로 중요한 후성유전학적 실험을 했다. 유전적으로 동일한 임신 '아구티 쥐'를 두 그룹으로 나누고 나서, 한쪽에는 일반적인 사료를 먹이고, 다른 한쪽에는 메틸기를 충분히 공급한 사료를 먹였다. 음식이 돌연변이 유전자의 발현에 어떤 영향을 미치는지를 알아보는 연구였다.

일반적인 사료를 먹인 어미 '아구티 쥐'로부터 태어난 쥐들은 모두 '아구티 쥐'였지만, DNA메틸화를 촉진하는 음식 엽산, 비타민 B_{12}, 비타민B_6, 콜린 등 을 먹은 어미 '아구티 쥐'로부터 태어난 새끼들은 갈색털의 날씬한 쥐들이었다. 메틸기를 제공하는 음식이 아구티 유전자의 메탈화를 촉진하여 아구티 유전자의 발현을 억제한 것이다.

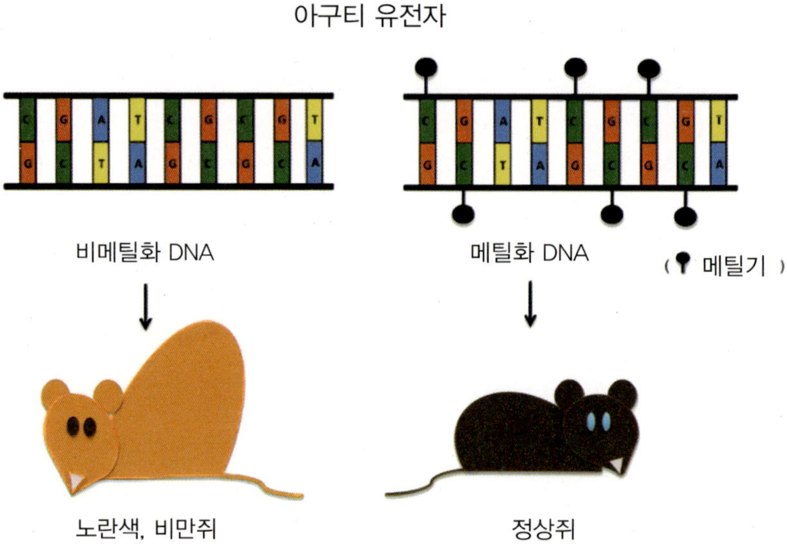

그림 5-2 아구티 유전자의 메틸화

〈https://www.scienceinschool.org/sites/default/files/articleContentImages/28/epigenetics/issue28epigenetics12_L.jpg〉

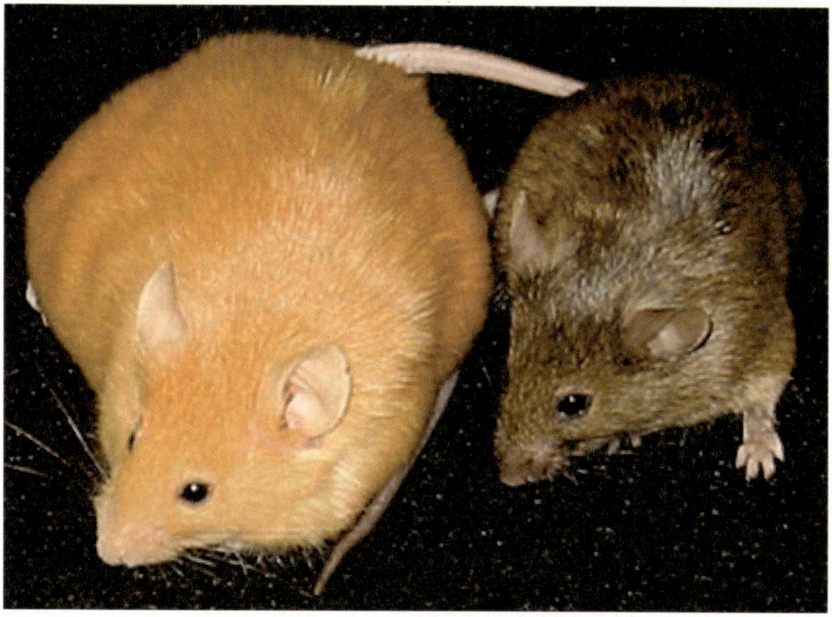

그림 5-3 아구티 쥐(왼쪽)와 정상 쥐(오른쪽)
〈http://discovermagazine.com/2006/nov/cover〉

맥길대학교의 마이클 미니 연구팀은 행동이 후성유전학적으로 어떤 영향을 미치는지 알아보는 연구를 시행했다. 어미 쥐는 갓 태어난 새끼들의 몸을 혀로 핥아 주는 행동을 한다. 이미 쥐의 이 행동이 유전적으로 동일한 새끼들의 발달에 어떻게 영향을 주는지 관찰하기 위해 새끼들을 두 그룹으로 나누었다. 한쪽 그룹의 새끼들은 어미로부터 혀로 핥아 주는 돌봄을 받게 하고, 다른 그룹의 새끼들은 격리해서 어미의 돌봄을 받지 못하게 했다.

혀로 핥는 돌봄을 받은 새끼 쥐들은 스트레스 자극에 대해 차분하고 용감한 태도를 보인 반면, 어미로부터 격리된 새끼 쥐들은 불안하고 예민한 반응을 보였다. 새끼 쥐의 해마에 있는 뇌신경 세포의 유전자들을 분석한 결과, 두 그룹 간에 DNA 염기배열에는 차이가 없는 반면, DNA 메틸화에는 뚜렷한 차이를 보였다.

어미로부터 친밀한 돌봄을 받은 쥐들은 같은 조건에서 스트레스 호르몬인 코티솔 cortisol 은 적게 분비하고, 차분하게 하는 세로토닌 serotonin 은 많이 분비하였다. 자신의 혀로 새끼를 핥아 주는 어미의 단순한 행동이 유전자를 조절하는 후성유전학적 요인이 되어, 새끼 쥐의 뇌신경세포에 있는 유진자의 메틸화에 변화를 주고 새끼 쥐의 뇌 발달과 호르몬 변화 및 성격과 행동에까지 영향을 주게 된 것이다.

2003년에 인간 게놈 프로젝트를 통해서 30억 쌍의 DNA 염기 배열을 해독한 후 사람들은 인간이 신의 암호를 해독했다고 한껏 고무되었다. 그러나 인간의 세포에 약 21,000개의 유전자밖에 없다는 것을 알고 실망했다. 왜냐하면, 이 정도의 숫자만으로는 모든 생명현상을 설명할 수 없기 때문이다.

21세기 후성유전학이 새롭게 주목을 받는 이유가 바로 여기에 있다. 후성유전학은 유전자가 인간의 운명을 결정한다는 것을 단호히 거부한다. 유전자 밖에서 유전자의 운명을 결정하는 더 중요한 요인이 있다고 믿는다. 바로 생활습관이다.

후성유전학의 관점에서 유전자의 운명을 결정하는 열쇠는 식습관, 운동습관, 마음습관, 생체리듬습관 등과 같은 포괄적인 생활습관이다. 무엇을 먹고 신체활동을 어느 정도하며 스트레스에 어떻게 대처하고 언제 잠자리에 들 것인지는 단순한 선택의 문제가 아니다. 이러한 선택의 반복이 습관을 형성하고 습관은 유전자를 움직이는 힘으로 작용한다.

Chapter 3

제2부 생활의학

생활습관과 질병

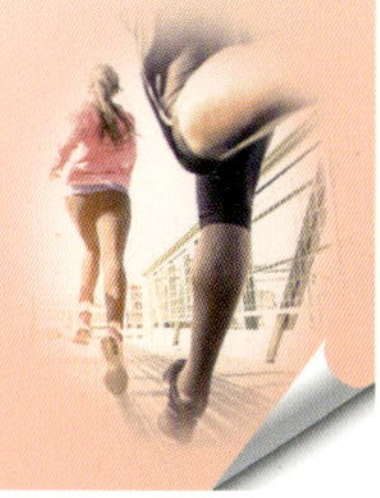

생활의학은 부적절한 음식과 영양 상태, 운동 부족, 음주, 흡연, 정신적 스트레스 등과 같은 생활습관에 의한 질병을 연구하고, 생활습관의 개선을 통해 질병을 예방하고 치료하는 의학의 한 분야이다. 비만, 대사증후군, 고혈압, 당뇨병, 관절염, 심혈관질환, 치매, 암 등 현대인들에게 흔히 발생하는 만성 질환의 대부분은 잘못된 생활습관과 관련이 있다.

생활습관은 DNA 메틸화, 히스톤 아세틸화, 마이크로 RNA라는 후성유전학적 변화를 일으키고, 이러한 변화는 여러 유전자의 발현에 영향을 주며, 만성적인 유전자 발현의 문제는 질병으로 이어진다.

이처럼 잘못된 생활습관에 의한 유전자의 비정상적 발현이 질병 발생의 주원인이라면, 지속적인 생활습관의 개선은 유전자를 정상적으로 발현시킬 수도 있다.

이러한 유전자 발현의 가역성은 생활의학의 근거가 되는 중요한 개념이다. 유전자를 조절하는 후성유전학적 요인에 의해 유전자의 발현은 가역적으로 변할 수 있다. 음식, 운동, 체중, 술, 담배, 수면, 스트레스 등은 생활습관의 요소일 뿐 아니라 만성 질환과 관계 있는, 유전자의 발현을 조절하는 스위치이다. 생활습관의 선택에 따라 유전자의 스위치는 켜질 수도 있고 꺼질 수도 있다.

1. 당뇨병 (Diabetes mellitus)

Check point

당뇨병의 진단 기준

아래의 네 가지 기준 중 한 가지라도 해당하면 당뇨병으로 진단할 수 있다.

- 8시간 이상 음식을 섭취하지 않은 상태에서 혈당이 126mg/dL 이상인 경우
- 다음, 다뇨, 원인불명의 체중감소 등의 증상이 있으면서 하루 중 아무 때나 측정한 혈당이 200mg/dL 이상인 경우
- 75g 경구 당 부하검사 시행 2시간 후 혈당이 200mg/dL 이상인 경우
- 당화혈색소(HbA1C)가 6.5% 이상인 경우

당뇨병은 혈액 속의 당분이 높아지는 병이다. 증가한 혈당은 다음, 다갈과 다뇨, 원인불명의 체중감소 등의 증상을 일으키고 장기적으로 다양한 합병증을 동반하게 된다. 당뇨병은 크게 1형 당뇨병과 2형 당뇨병으로 나눌 수 있다.

1형 당뇨병은 인슐린을 분비하는 췌장의 베타세포가 면역학적 기전에 의해 파괴되어 인슐린이 부족해서 생기는 것으로 전체 당뇨병의 약 10%를 차지하고 주로 어릴 때 발생한다. 90% 이상을 차지하는 2형 당뇨병의 발생 기전은 1형 당뇨병과 다르다. 2형 당뇨병은 크게 인슐린 저항성과 췌장의 베타세포 손상, 이 두 가지 기전에 의해 발생한다. 일반적으로 간세포, 근육세포, 지방세포의 인슐린 저항성이 먼저 발생하고 이후에 인슐린을 분비하는 베타세포의 기능 이상이 뒤를 따른다.

혈당이 높아지면 췌장은 인슐린을 분비한다. 인슐린은 간, 근육, 지방세포의 세포막에 있는 인슐린 수용체와 결합한다. 인슐린과 인슐린 수용체의 결합이 일어나면 세포는 글루트4 GLUT4 단백질을 만들어 세포막에 삽입한다. 글루트4는 혈액에 있는 당분을 세포 내로 이동시키는 통로 역할을 한다. 세포 내로 이동한 당분은 필요한 에너지를 위해 사용된다. 혈당이 정상으로 회복되면 췌장은 더 이상 인슐린을 생산하지 않는다.

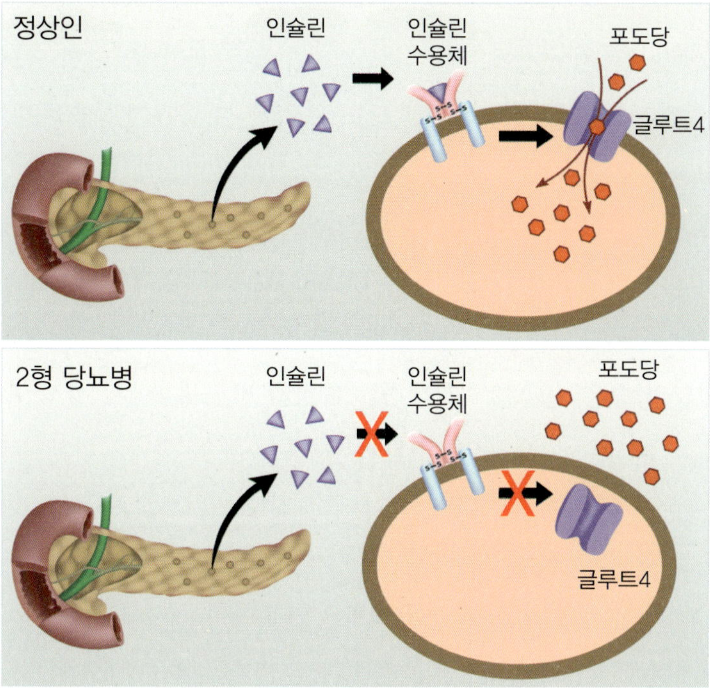

그림 6-1 2형 당뇨병의 인슐린 저항성

〈https://www.dreamstime.com/stock-image-insulin-action-diabetes-types-image27081201〉

인슐린 저항성은 인슐린과 인슐린 수용체의 결합, 글루트4의 생산과 기능에 문제가 생겨서, 췌장에서 만들어진 인슐린에 대해 간세포, 근육세포, 지방세포가 정상적으로 반응하지 않는 것이다. 결국, 혈액 속의 당분이 세포 내로 이동하지 못해 혈당이 높아지는 것이다.

2형 당뇨병의 발생에는 유전적 요인이 일부 관여하지만, 대부분은 생활습관에 의해 발생한다. 2형 당뇨병 발생과 관련 있는 다양한 생활습관에 대해 살펴보자.

설탕

설탕 소비가 적은 국가에 비해 설탕 소비가 많은 국가에서 2형 당뇨병이 더 높게 관찰된다. 설탕은 직 · 간접적으로 당뇨병의 발생에 영향을 준다. 설탕은 포도당 glucose 과 과당 fructose 으로 분해되어 소장에서 빠르게 흡수된다.

빠르게 증가한 혈당 포도당 은 췌장의 인슐린 분비를 촉진한다.

설탕이 많이 함유된 음식은 당지수 Glycemic index 와 당 부하지수 Glycemic Load Index 가 높다. 당 지수와 당 부하지수가 높은 음식은 혈당의 급격한 상승을 일으키고, 혈당 상승은 인슐린을 분비하는 췌장의 베타세포에서 활성산소 reactive oxygen species 를 많이 발생시킨다. 급격한 혈당의 상승과 이로 인한 활성산소의 증가는 베타세포의 손상과 기능 이상을 초래한다. 흡수된 포도당은 대부분 에너지원으로 사용되지만, 과당은 대부분 간에서 지방으로 변하여 지방세포에 저장되고 지방간을 일으킨다. 증가된 지방은 세포막의 성질에 변화를 주어 글루트4가 세포막에 삽입되는 것을 방해한다.

세포막에 삽입된 글루트4가 감소하게 되면 혈액에서 세포 내로 이동하는 당분이 줄어들어 혈당이 높아지게 된다. 간세포의 인슐린 저항성이 만들어진 것이다. 또한, 많은 양의 설탕은 간접적으로 식욕을 억제하는 렙틴 leptin 의 분비를 감소시킨다. 포만감으로 식욕이 억제되도록 유도하는 렙틴이 감소하기 때문에 많이 먹게 되고 체중과 체지방은 증가한다. 체지방의 증가는 간세포와 마찬가지로 지방세포와 근육세포의 세포막 글루트4의 수를 감소시키고 결국에는 인슐린 저항성을 일으킨다.

과식은 당뇨병 발생의 원인 가운데 하나이다. 건강한 성인 남자를 대상으로 운동을 하지 않고 하루 6,000kcal 성인 남성 하루 권장 섭취량은 2,200kcal 의 음식을 1주일 동안 먹이는 실험 결과를 보면, 체중은 평균 3.5kg 증가하고 참가자 모두에서 인슐린 저항성이 발생했다. 증가한 당분을 세포에서 대사하는 과정에서 과도한 활성산소 reactive oxygen species 가 발생하고 이것이 글루트4 단백질의 산화를 촉진하여 그 기능을 상실하게 한다.

과식으로 인한 체지방의 증가는 세포막에 삽입된 글루트4의 수를 감소시켜 인슐린 저항성을 유발한다.

식이섬유가 풍부한 통곡류, 콩, 채소 등은 당뇨병을 예방한다. 식이섬유는 장내 음식물의 점도를 증가시켜 탄수화물의 소화와 당분의 흡수를 늦추어 준다. 혈액 내의 당분이 완만하게 증가하기 때문에 인슐린을 분비하는 췌장의 베타세포에 과도한 부담을 주지 않는다.

지방

지방의 섭취는 어떨까? 지방은 세포막을 만드는 중요한 재료이다. 그래서 음식으로 섭취하는 지방의 종류와 양은 중요하다. 포화지방과 트랜스 지방이 함유된 음식은 세포막의 성질에 변화를 일으킨다. 세포막의 변화는 세포막에 삽입되어 있는 인슐린 수용체와 글루트4와 같은 당분을 이동시키는 데 중요한 역할을 하는 단백질에 영향을 미친다.

인슐린과 인슐린의 결합에 지장을 주거나, 글루트4가 세포막에 삽입되는 것을 막아서 인슐린 저항성을 증가시킨다. 그렇다면 견과류 등에 많이 들어 있는 불포화지방은 어떨까? 불포화지방은 포화지방과 정반대로 인슐린 저항성을 개선한다. 불포화지방은 지방을 저장하도록 하는 유전자의 발현을 억제하고, 세포막의 성질도 당분의 이동을 쉽게 하도록 바꾼다.

과체중과 비만

과체중과 비만은 당뇨병과 밀접한 관련이 있다. 증가한 체지방은 인슐린 저항성의 주원인이다. 체지방은 간세포, 근육세포, 지방세포의 세포막에서 인슐린 저항성을 일으킨다. 그 기전은 설탕과 지방이 인슐린 저항성을 유발하는 기전과 유사하다.

운동 부족도 당뇨병을 일으키는 주요한 원인이다. 운동은 근육세포 내의 미토콘드리아 수를 증가시키고, 미토콘드리아의 기능을 향상시킨다. 운동은 미토콘드리아를 만드는 데 필요한 유전자의 발현을 증가시킨다.

미토콘드리아는 세포로 이동한 당분을 사용하여 에너지를 만드는 세포 내 소기관이다. 미토콘드리아의 수와 기능이 증가할수록 당분을 많이 사용하게 되므로 혈당은 감소한다.

또한, 운동은 근육세포의 세포막에 삽입된 글루트4의 수를 늘린다. 글루트4 유전자의 발현을 증가시킬 뿐만 아니라 만들어진 글루트4가 세포막에 잘 자리 잡도록 한다. 운동은 인슐린 저항성 insulin resistant 을 줄이고 인슐린 감수성 insulin sensitivity 을 증가시킨다. 만약 오랜 기간 운동을 하지 않으면 근육세포에서 미토콘드리아를 만드는 유전자의 발현은 억제되고, 미토콘드리아의 수와 기능은 감소하여 미토콘드리아가 사용할 수 있는 당분의 양이 줄게 된다. 또한, 운동 부족은 글루트4유전자의 발현을 억제하고, 글루트4가 세포막에 자리 잡는 것을 방해해서 인슐린 저항성을 유발한다.

수면

수면습관도 당뇨병 발생에 관여한다. 수면이 부족하면 더 많이 먹게 되고, 운동은 적게 하므로 과체중이 될 위험이 증가한다. 하지만 음식, 운동, 체중과 무관하게 수면 부족만으로도 간세포의 포도당과 지방 생산이 증가한다. 수면 부족은 간세포 내의 대사 관련 유전자의 발현에 문제를 일으키고, 지방의 증가로 인한 인슐린 저항성을 일으킬 수 있다.

스트레스

정신적 스트레스는 수면부족과 마찬가지로 건강하지 못한 생활습관을 선택할 가능성을 높인다. 정신적 스트레스가 쌓이면 단 음식과 고지방 음식을 먹고 싶어지게 되며, 운동 대신에 술과 담배를 찾게 될 수 있다.

이런 이유로 혈당 조절에 문제가 발생할 수도 있지만, 스트레스 호르몬인 코티솔의 증가가 중요한 기전으로 작용한다. 코티솔은 혈당을 상승시키고 인슐린 저항성을 유발할 수 있다. 또한 담배에 들어 있는 니코틴은 혈당을 상승시키고, 중성 지방을 증가시키며, 인슐린 저항성이 발생하도록 한다.

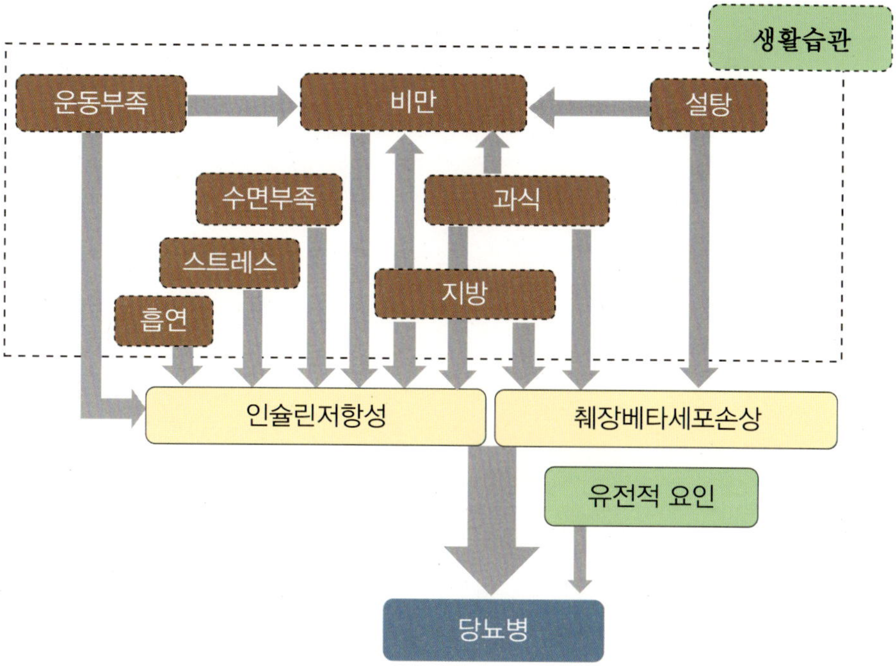

그림 6-2 생활습관과 당뇨병

당뇨병은 어떤 한 가지 생활습관만으로 발생하는 것이 아니다. 타고난 유전적 소인만으로 발생하는 것은 더더욱 아니다. 식습관, 운동습관, 체중 관리, 수면 습관, 스트레스 관리 등 포괄적인 생활습관이 대사와 혈당 조절에 관여하는 다양한 유전자의 발현에 영향을 미친 결과이다.

단순히 약물만으로 당뇨병을 치료할 수 없다. 생활습관 개선을 병행할 때 당뇨병의 원인인 인슐린 저항성과 베타세포 기능의 회복이 가능해진다. 최근 시행된 연구에 의하면, 16주간 저지방 · 채식 위주 식단만으로 인슐린 저항성이 개선되고 베타세포 기능이 회복될 수 있었다고 한다. 당뇨병 발생 고위험군인 사람들을 대상으로 한 또 다른 연구에서는, 조기에 약물치료를 하는 것보다 채식 위주의 식단 · 규칙적인 운동 · 체중조절 등과 같은 생활습관 치료가 더 효과적인 것으로 밝혀졌다.

이러한 이유로 대한당뇨병학회와 미국당뇨병학회에서는 당뇨병 치료의 중심에 생활습관 변화를 두고 있다.

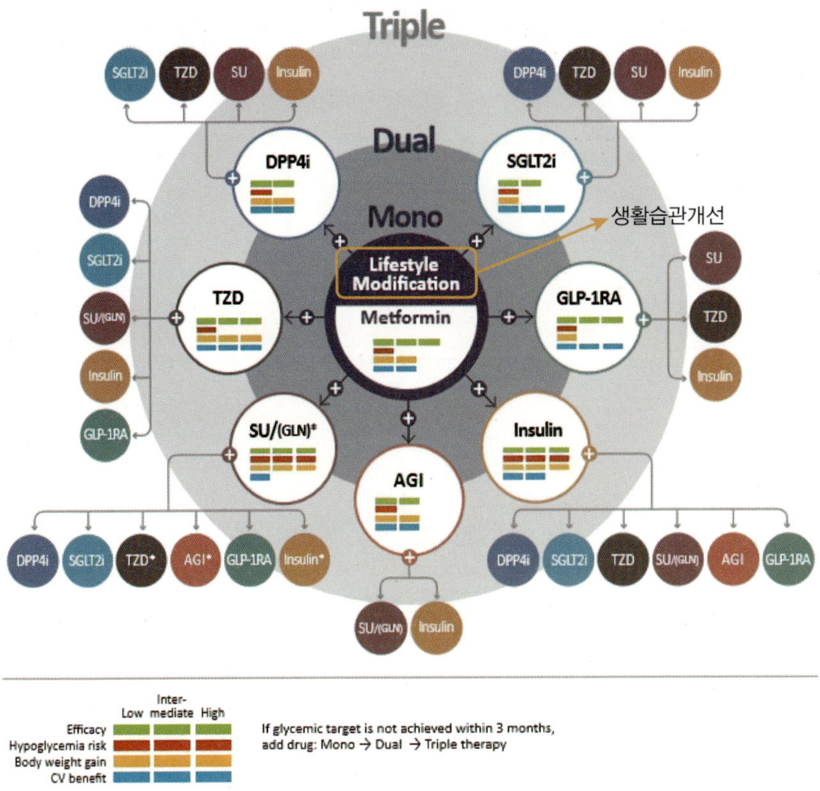

그림 6-3 2017년 대한당뇨병학회의 제2형 당뇨병 치료 지침

2. 비만(Obesity)

몸이 에너지로 전환해서 사용할 수 있는 양보다 많은 양의 칼로리를 섭취하면, 신체는 그 여분의 칼로리를 중성 지방의 형태로 지방세포에 저장한다. 저장 지방이 증가함에 따라 각각의 지방세포의 크기가 증가하고 지방조직의 부피가 커지면서 비만이 발생한다. 지방세포가 저장할 수 있는 칼로리 한계를 넘게 되면, 남는 칼로리는 근육과 간에서 지방세포로 저장된다.

비만은 지방간, 고혈압, 당뇨병, 심혈관질환, 관절염, 암 등을 일으키는 위험인자 가운데 하나이다.

비만은 주로 잘못된 식습관과 운동습관 때문에 발생한다. 중성 지방과 트랜스 지방이 많은 음식이 비만을 일으킬 수 있지만, 설탕과 액상과당이 첨가된 음료수나 음식도 문제이다. 설탕과 액상과당에 들어 있는 과당 fructose 과 포도당 glucose 의 대사과정은 다르다.

인체의 모든 세포는 에너지원으로 포도당을 사용한다. 과당을 에너지원으로 사용하는 세포는 없다. 음식으로 섭취한 포도당의 80%는 에너지원으로 사용되고 나머지 20%는 간에서 글리코겐 glycogen 으로 전환된다.

설탕

설탕 sucrose 에는 포도당과 과당이 반반씩 들어 있다. 설탕을 섭취했을 때, 포도당의 대부분은 에너지원으로 사용되고 소량만 간으로 이동하지만, 같은 양의 과당은 전부 간으로 이동하여 간의 대사과정을 거친다. 간은 과당의 일부를 포도당이나 글리코겐으로 전환할 수 있지만 대부분 지방으로 전환한다. 증가된 지방이 간에 저장되면 지방간이 되고, 체지방 조직에 저장되면 비만이 된다. 과당은 포도당보다 지방간을 5~10배 더 잘 만든다.

지방간과 체지방 증가는 인슐린 저항성을 일으킨다. 포도당은 식욕을 억제하는 렙틴 leptin 분비를 자극하지만, 과당은 렙틴을 만들지 못한다. 또한, 과당은 식욕을 촉진하는 그렐린 ghrelin 을 억제하지도 못한다. 설탕의 과당으로 인한 렙틴과 그렐린 분비의 이상은 시상하부에서 포만감을 느끼지 못하게 하고 식욕을 자극하여 더 많은 음식을 먹게 한다.

지방과 설탕이 많은 음식을 섭취하면 장내 미생물에도 변화를 가져온다. 장내 세균 가운데 비만을 유도하는 해로운 세균은 증가하고, 비만을 억제하는 유익한 세균은 감소한다. 식이섬유가 풍부한 음식을 섭취하면 장내 미생물의 분포는 정반대로 변한다. 비만을 억제하는 유익한 세균이 증가하는 반면, 비만을 유도하는 세균은 감소한다.

사람은 식이섬유를 에너지원으로 사용할 수 없다. 식이섬유를 분해하는 소화효소가 없기 때문이다. 하지만 대장에 있는 세균들은 식이섬유를 분해할 수 있는 소화효소를 갖고 있다. 대장에 식이섬유가 풍부한 환경이 되면 장내 미생물 가운데 인체에 유익한 세균이 활발하게 번식하여 유해한 세균의 번식을 억제한다. 패스트푸드, 고지방, 설탕이 많은 음식 대신에 식이섬유가 많은 통곡류, 채소, 과일 등을 먹어야 하는 이유가 여기에 있다.

운동

비만의 발생에 있어서 식습관만큼 중요한 생활습관은 운동이다. 음식으로 섭취한 칼로리와 운동으로 소모하는 칼로리, 즉 에너지 균형이 적절하게 조절되지 않으면 비만이 발생할 수 있다. 신체활동이 많을수록 소모하는 칼로리는 증가한다. 지방세포에 저장된 에너지원을 소모하기 때문에 체지방이 감소한다. 규칙적인 운동은 중성 지방과 저밀도 지단백 LDL 은 줄이고 고밀도 지단백 HDL 을 증가시킨다. 운동으로 발달한 근육은 기초대사량을 증가시킨다. 즉, 안정 시에도 에너지를 소모하게 한다. 또한, 운동은 우울감, 불안감, 불면증을 감소시킨다.

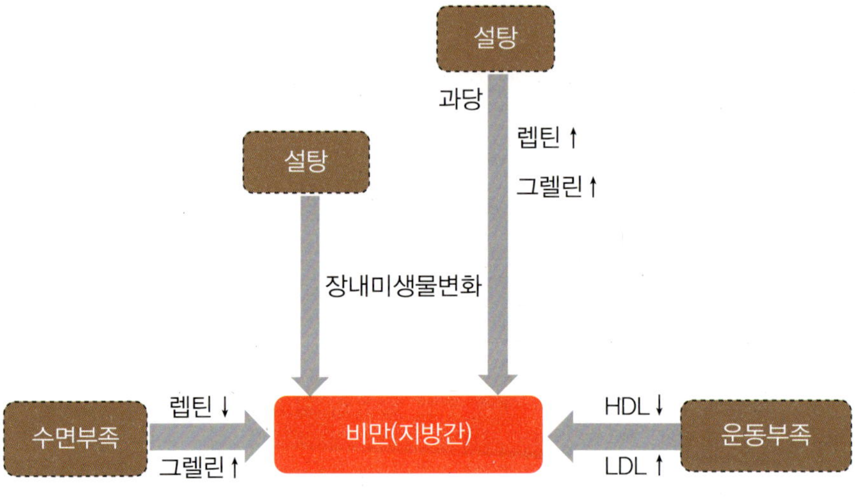

그림 6-4 생활습관과 비만

수면

수면 부족도 비만과 관련이 있는데, 잠을 충분히 자지 않으면 식욕을 촉진하는 그렐린은 증가하고 식욕을 억제하는 렙틴은 감소한다.

3. 고혈압(Hypertension)

표 6-1 2018년 대한고혈압학회 진료지침의 고혈압 분류기준

혈압의 분류		수축기 혈압 (mmHg)	확장기 혈압(mmHg)	
정상혈압		<120	그리고	<80
주의혈압		120−129	그리고	<80
고혈압 전단계		130−139	또는	80−89
고혈압	1기	140−159	또는	90−99
	2기	≥160	또는	≥100
수축기 단독고혈압		≥140	그리고	<90

고혈압은 동맥의 혈압이 지속적으로 높은 상태를 말한다. 혈압은 혈관을 순환하는 혈액이 혈관에 가하는 압력을 말한다. 동맥을 지나는 혈액량이 증가하거나 동맥의 긴장도 말초저항 가 증가하면 혈압이 올라간다.

Check point

혈압=심박출량 × 말초혈관저항

심박출량 = 1분 동안 심박수(약 75회)

× 심장의 1회 박동 시 배출하는 혈액량(약 70 mL)

혈액량, 심박수, 말초혈관 저항의 변화에 따라 혈압이 변한다.

고혈압 자체는 대개 증상을 일으키지 않는다. 하지만 고혈압이 장기간 지속되면 다양한 합병증이 발생한다.

고혈압은 관상동맥질환 협심증, 심근경색, 심부전, 부정맥 심방세동, 뇌졸중, 만성 콩팥병, 말초혈관질환, 실명 등을 일으키는 주원인이다. 고혈압은 크게 일차성 고혈압과 이차성 고혈압으로 나눌 수 있다.

고혈압의 90~95% 이상은 일차성 고혈압이다. 일차성 고혈압의 원인은 정확히 밝혀져 있지는 않으나 대개 생활습관과 관련이 있고 일부 유전적 요인이 영향을 미친다. 고혈압의 5~10%를 차지하는 이차성 고혈압은 콩팥 질환이나 내분비 질환에 의해 발생한다.

소금

고혈압은 소금 섭취량과 밀접한 관련이 있다. 소금 섭취량이 증가하면 콩팥에서 재흡수하는 수분량이 증가하여 혈액량이 많아진다. 혈액량이 증가하면 심장이 전신으로 보내는 심박출량도 증가하고 이로 인해 혈압이 상승한다. 짜게 먹는 식습관은 고혈압을 일으키는 주원인 가운데 하나이다.

콜레스테롤과 지방

콜레스테롤은 동맥경화를 일으킨다. 콜레스테롤이 동맥 벽에 쌓이면 동맥은 좁아지고 동맥 벽이 딱딱해져서 혈압을 상승시킨다. 콜레스테롤 가운데 특히 크기가 작고 치밀한 LDL콜레스테롤 small dense LDL-C 이 동맥 벽에 잘 침착한다. 콜레스테롤은 동물성 음식에만 들어 있다. 식물성 음식에는 콜레스테롤이 전혀 없다.

중성 지방과 트랜스지방도 동맥경화를 일으킬 수 있다. 트랜스 지방은 버터, 마가린, 쇼트닝에 많이 함유되어 있다. 채식 위주의 식습관은 동맥경화와 고혈압을 예방하는 최선의 방법이다. 채식이 고혈압을 예방하는 다른 기전으로 칼륨의 작용이 있다. 칼륨은 콩, 토마토, 바나나, 버섯, 아보카도, 녹색 잎채소 등에 많이 들어 있다. 칼륨은 나트륨이 소변으로 잘 배설되도록 하여 소금의 영향을 줄여 준다. 또한, 칼륨은 혈관의 긴장도를 줄여서 혈압을 낮추어 준다.

비만은 여러 가지 기전으로 혈압을 상승시킨다. 첫째, 비만은 콩팥의 나트륨 재흡수를 촉진하고 혈액량을 증가시킨다. 둘째, 비만은 동맥 벽을 딱딱하게 하고 긴장도를 높인다. 셋째, 비만은 교감신경 항진을 통해 혈관을 수축시켜서 혈압을 상승시킨다. 만약 고혈압 진단을 받은 사람이 비만하다면 체중을 줄이는 것만으로도 혈압을 정상으로 낮출 수 있다.

운동

운동은 고혈압을 예방하는 좋은 습관이다. 콜레스테롤에는 좋은 콜레스테롤 HDL-C 과 나쁜 콜레스테롤 LDL-C 이 있다. 나쁜 콜레스테롤은 혈관 벽에 잘 쌓여서 동맥경화와 고혈압을 일으킨다. 하지만 좋은 콜레스테롤은 조직에 쌓인 콜레스테롤을 간으로 이동시켜 없애는 역할을 한다. 운동은 이 좋은 콜레스테롤 수치를 올려 준다.

흡연

담배에 들어 있는 니코틴은 혈관을 수축시켜 혈압을 올린다. 또한, 니코틴은 맥박을 빠르게 만든다. 맥박이 빨라지면 심박출량이 증가하여 혈압이 상승한다. 흡연은 혈관의 동맥경화를 촉진하여 혈압을 상승시키고, 혈액 내에서 혈전이 잘 생기도록 한다.

술

술은 혈압을 상승시킨다. 붉은 포도주에 들어 있는 항산화제인 폴리페놀이 혈액 내 콜레스테롤을 낮춘다고 하여 하루 한두 잔의 포도주를 허용하자는 주장이 있으나 지속적인 음주는 혈압을 상승시킨다. 술이 혈압을 상승시키는 기전은 아직 명확하게 밝혀져 있지 않다.

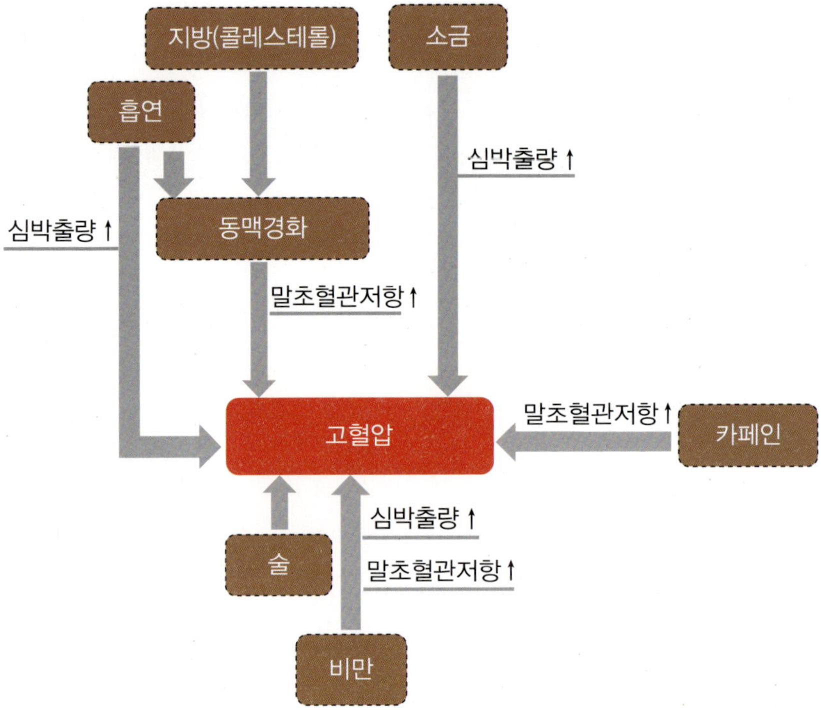

그림 6-5 생활습관과 고혈압

카페인

혈압을 측정하기 전에 커피를 마시지 않는 것이 일반적이다. 카페인은 일시적으로 혈관을 이완시키는 호르몬을 억제하고 아드레날린을 분비하여 혈압을 상승시키기 때문이다.

이처럼 고혈압은 생활습관과 밀접한 관련이 있기 때문에 미국 고혈압 학회, 유럽 고혈압 학회, 대한 고혈압 학회 등에서는 모든 단계의 고혈압 환자에게 우선적으로 생활습관을 바꾸도록 권고하고 있다.

표 6-2 2018년 대한고혈압학회의 위험도에 따른 고혈압 치료 지침

원인	고혈압 전단계 (130–139/80–89)	1기 고혈압 (140–159/90–99)	2기 고혈압 (≥160/100)
위험인자 0개	생활요법	생활요법 또는 약물치료	생활요법과 약물치료
위험인자 1–2개	생활요법	생활요법과 약물치료	생활요법과 약물치료
위험인자 3개 이상, 당뇨병, 무증상 장기손상	생활요법 또는 약물치료	생활요법과 약물치료	생활요법과 약물치료
당뇨병, 임상적 심뇌혈관질환 만성 콩팥병	생활요법 또는 약물치료	생활요법과 약물치료	생활요법과 약물치료

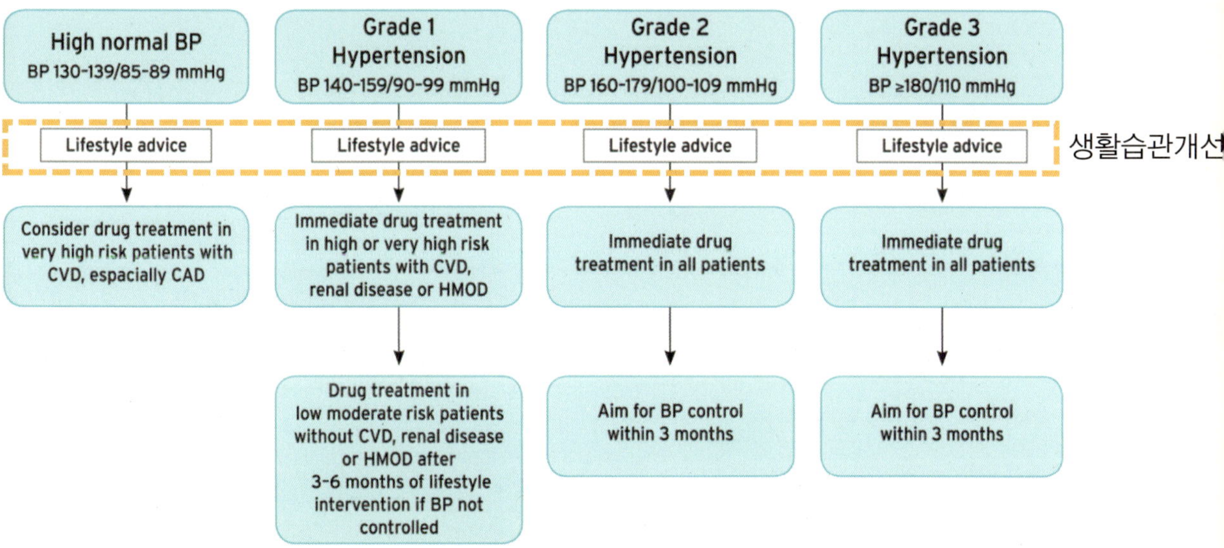

그림 6-6 2018년 유럽 고혈압 학회의 고혈압 치료 지침

표 6-3 2018년 대한고혈압학회 생활치료에 따른 수축기 혈압 감소 효과

생활치료	권고	수축기 혈압 감소효과
체중감소	표준체중유지 (체질량지수: 18.5~24.9 kg/m^2)	5~20 mmHg/10 kg감량
채식위주 식습관	채소/과일 풍부한 식사 저지방식 포화지방제한	8~14 mmHg
규칙적 운동	매일 하루 30분 이상 유산소 운동	4~9 mmHg
소금 제한	하루 6g 미만 염분 섭취	2~8 mmHg
술 제한	하루 30 mL 이하 (여성은 15 mL 이하)	2~4 mmHg

4. 심혈관 질환(Cardiovascular disease)

관상동맥은 심장에 혈액을 공급하는 혈관이다. 관상동맥이 동맥경화로 인해 좁아지면 가벼운 운동에도 가슴통증을 호소하는 협심증이 발생한다. 동맥경화로 좁아진 관상동맥에서 혈전이 관상동맥을 완전히 막아버리면 심장근육에 산소 공급이 되지 않아 근육세포가 죽는 급성 심근경색이 발생한다.

이 경우 신속하게 혈전을 제거해서 근육세포에 산소를 공급하지 않으면 심정지로 사망하게 된다. 동맥경화가 뇌혈관에 일어나면 뇌경색에 의한 뇌졸중 일명 중풍 이 발생한다.

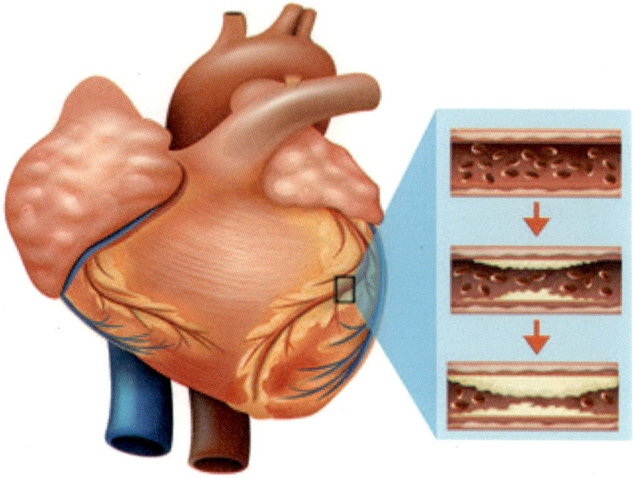

그림 6-7 관상동맥의 동맥경화

Image:blueringmedia/Getty Images
〈https://www.health.harvard.edu/heart-health/a-closer-look-at-heart-disease-risk〉

동맥경화는 LDL Low Density Lipoprotein 콜레스테롤 입자가 동맥내강을 빠져나와 혈관 내피 세포하에 체류하여 염증을 일으키고 혈관의 협착과 혈류 장애를 일으키는 질환이다. LDL은 혈액 속에서 콜레스테롤을 수송하는 지단백이다. 지단백 입자는 특수한 단백질 Apo 단백 이 콜레스테롤과 중성 지방을 포장하고 있는 구조이다.

단백질보다 지방이 많을수록 입자의 크기는 커지고 밀도는 낮아진다. 반대로 단백질보다 지방의 양이 적으면 크기는 감소하고 밀도는 증가한다. LDL에는 콜레스테롤이 중성 지방보다 많이 들어 있고, VLDL Very Low Density Lipoprotein 에는 콜레스테롤보다 중성 지방이 더 많이 들어 있다. HDL High Density Lipoprotein 에는 지방이 적게 들어 있어 입자의 크기가 작고 밀도가 높다.

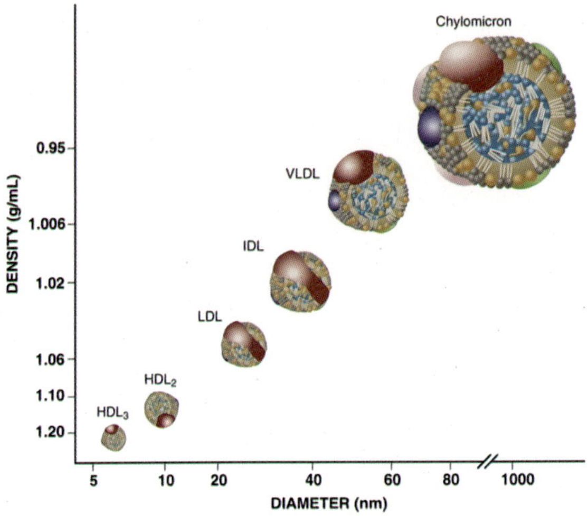

〈https://www.docsopinion.com/2017/01/30/vldl-triglyceride-remnant-cholesterol/〉

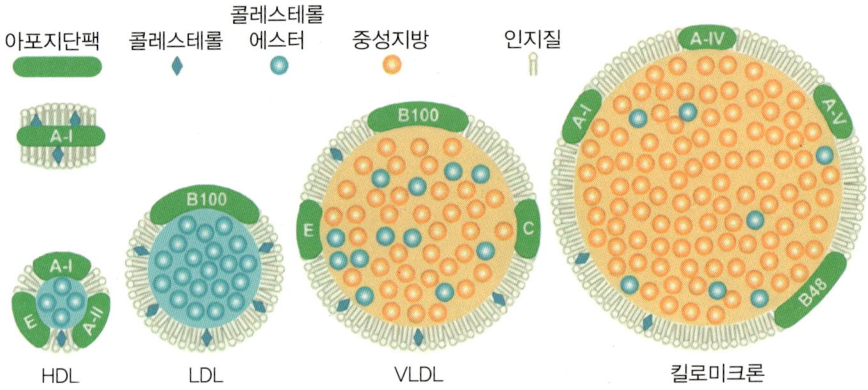

그림 6-8 4가지 지단백질 비교

〈https://twitter.com/kevinnbass/status/990860087987261440〉

LDL과 VLDL은 간에서 다른 조직으로 지방을 수송하고, HDL은 조직에 있는 콜레스테롤을 간으로 이동시킨다. HDL에 의해 수송된 콜레스테롤은 간세포에서 글리코겐으로 저장을 하든지 담즙으로 배설된다.

혈액에 있는 콜레스테롤을 다른 조직에 축적하여 동맥경화와 같은 문제를 일으키는 LDL은 나쁜 콜레스테롤이라고 하며, 조직에 있는 지방을 청소해서 간으로 보내 처리하는 HDL은 좋은 콜레스테롤이라고 불린다. 혈액에 LDL이 높을수록 동맥경화가 일어날 가능성은 높아진다.

반대로 HDL이 높으면 동맥경화가 발생할 가능성은 낮아진다. LDL도 입자의 크기에 따로 몇 가지로 분류할 수 있는데, 입자의 크기가 작고 밀도가 높은 Small dense LDL이 더 위험하다.

Small dense LDL은 입자의 크기가 작아서 혈관내피를 잘 통과하고 쉽게 산화가 된다. 따라서 동맥경화로 인한 관상동맥질환 발생 위험이 입자의 크기가 큰 LDL보다 3배가 높다. Small dense LDL은 복부비만이나 인슐린 저항성이 있으면서 중성 지방이 높은 사람에게서 잘 생기는 것으로 알려져 있다.

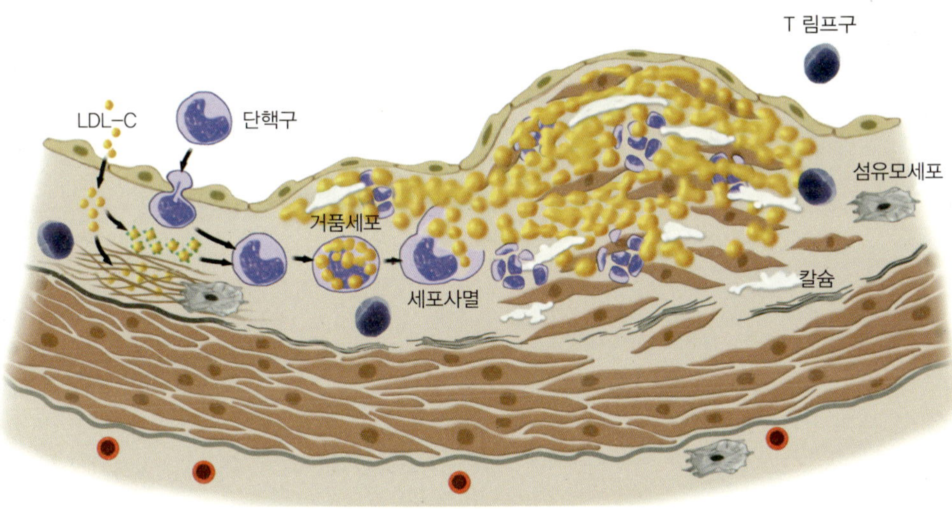

그림 6-9 동맥경화의 발생 과정

〈https://www.mayo.edu/research/labs/atherosclerosis-lipid-genomics/research/genetics-of-atherosclerosis〉

LDL 콜레스테롤이 혈관내피세포 사이를 통해 내막 아래로 빠져나오면 백혈구들이 콜레스테롤을 먹어서 거품세포 foam cell 가 된다. 백혈구와 거품세포는 내막 아래에서 염증반응을 일으키며 지방을 축적하여 죽종 atheroma 을 형성한다. 죽종 주위의 근육세포에도 염증반응이 일어나고 근육세포에 칼슘이 침착하여 석회화 현상이 나타난다. 죽종이 석회화를 거치면서 단단한 경화반 plaque 이 된다. 이를 동맥경화 atherosclerosis 라고 한다.

동맥경화는 총 콜레스테롤이 높은 경우, LDL 콜레스테롤이 높은 경우, HDL 콜레스테롤이 낮은 경우, 중성 지방이 높은 경우, 고혈압, 흡연, 복부비만, 운동부족, 당뇨병, 심혈관 질환의 가족력이 있은 경우에 잘 발생한다. 동맥경화는 관상동맥, 뇌동맥, 말초동맥 등 인체의 모든 혈관에서 발생할 수 있다. 2017년 우리나라 사망원인 2위는 심장질환이다. 동맥경화로 인한 관상동맥 질환이 주원인이다. 관상동맥 질환의 원인은 동맥경화의 원인과 같다.

동맥경화와 관상동맥 질환을 예방하기 위한 생활습관은 첫째 채식 위주의 식습관, 둘째 규칙적인 운동, 셋째 금연, 넷째 표준체중 유지, 다섯째 정신적 스트레스 관리이다. 식이섬유가 풍부한 채소와 과일을 많이 섭취하고 트랜스 지방과 콜레스테롤의 섭취를 줄일수록 관상동맥질환의 발생은 감소한다.

콜레스테롤은 동물성 음식에만 들어 있고 식물성 음식에는 전혀 없다. 그런 점에서 채식 위주의 식사는 관상동맥 질환을 예방하고 치료하는 최선의 선택이다. 채식으로 콜레스테롤을 줄일 수 있지만, 트랜스 지방과 중성 지방은 동물성 음식을 먹지 않고도 증가될 수 있다. 트랜스 지방은 식물성 기름을 고온에서 가열할 때 만들어지기 때문에 빵, 튀김류, 스낵과 같이 버터나 크림을 사용한 가공식품에 많이 들어 있다. 식사는 채식 위주로 하지만 설탕이 많이 든 간식을 자주 먹게 되면 중성 지방 수치는 올라간다.

걷기, 조깅, 수영과 같은 유산소 운동은 혈압을 떨어뜨리고 혈액 내 HDL 콜레스테롤을 증가시킨다. 흡연은 안정적인 경화반이 쉽게 터지게 해서 혈전을 형성하기 때문에 반드시 금연해야 한다.

정신적 스트레스는 교감신경계를 항진시키고 관상동맥내피세포에 손상을 줘서 혈전이 잘 생기도록 한다.

집중적인 생활습관 치료는 관상동맥 질환의 발생을 예방할 뿐만 아니라 동맥경화와 관상동맥 질환을 치료할 수도 있다. 클리브랜드 클리닉Cleveland Clinic 의 에셀스틴 Caldwell Esselstyn 박사는 관상동맥 질환으로 관상동맥이 심각하게 좁아진 환자를 대상으로 약물과 시술 치료를 하지 않고 식습관을 완전히 채식으로 바꾸었다. 혈중 콜레스테롤을 100mg/dL 이하로, LDL콜레스테롤을 50mg/dL 이하로 유지하고 32개월 후 관상동맥 촬영을 시행한 결과 동맥경화가 완전히 사라지고 좁아진 혈관이 정상으로 회복되는 것을 보여줬다.

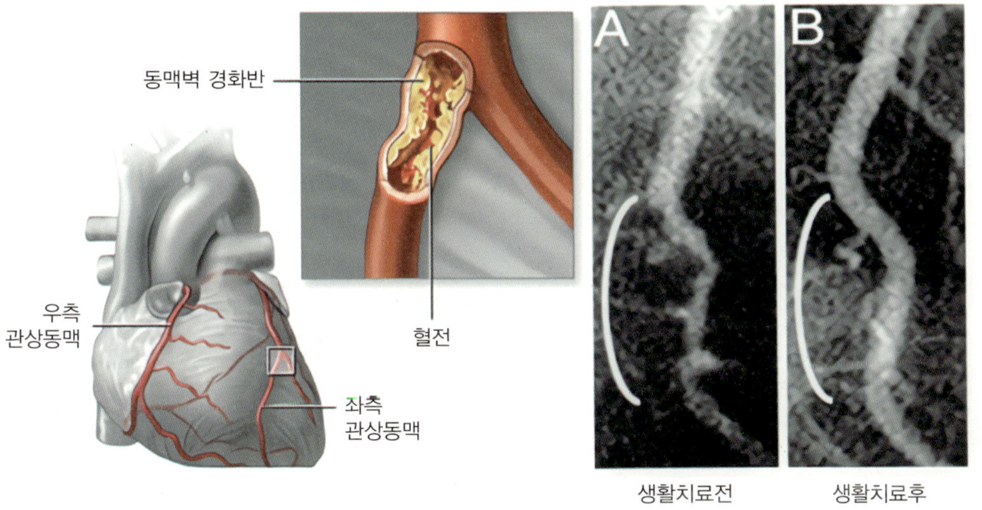

그림 6-10 채식 후 정상 관상동맥 촬영 영상

UC 샌프란시스코 의대의 연구팀은 심각한 관상동맥 질환을 가진 58명의 환자를 대상으로 채식 위주의 식단, 규칙적인 유산소 운동, 금연, 스트레스 관리와 같은 생활습관 치료만으로 좁아진 관상동맥이 회복될 수 있다는 것을 증명해 보였다.

관상동맥 질환의 원인을 한 가지로 설명할 수는 없다. 고혈압, 당뇨병, 비만, 관절염, 치매, 암과 같은 만성 질환도 마찬가지다. 여기에는 잘못된 식습관, 운동 부족, 흡연, 술, 스트레스 등 다양한 생활습관이 관여한다.

이러한 생활습관은 후성유전학적으로 수많은 유전자의 발현에 문제를 일으킨다. 직접적으로 질병의 발생에 관여하는 유전자의 발현이 어떤 것인지 아직 명확하게 밝혀져 있지는 않다. 하지만 생활습관 치료를 통해서 질병이 회복되는 많은 사례를 통해서 알 수 있듯이 유전자 발현의 문제는 회복 가능한 가역적 변화라는 것이다. 부모로부터 물려받은 유전자가 운명을 결정하는 것이 아니다. 우리가 선택한 생활습관이 유전자의 발현을 조절한다.

5. 암(Cancer)

암은 전 세계적으로 사망원인 1위를 차지하고 있는 질병이다. 유전자 돌연변이의 축적으로 인해 정상세포가 암세포로 변하고, 이 암세포는 통제를 받지 않는 세포분열과 증식으로 종양 tumor 을 형성한다. 암세포는 이웃하는 조직과 장기를 침범하기도 하고 멀리 떨어진 장기로 전이를 하기도 한다. 암은 초기에는 대개 증상이 없지만 진행하면서 원발장기에 따라 다양한 증상이 나타난다.

암에 특이적인 증상이 있는 것은 아니지만 위암은 주로 원인 모를 체중감소와 복통, 식도암은 연하장애 삼킴곤란 , 대장암은 변비 혹은 혈변, 췌장암은 복통 혹은 황달, 유방암은 만져지는 혹 mass 으로 발견되는 경향이 있다. 폐암은 기침 · 호흡곤란 · 각혈 등을 유발하고, 자궁암은 질 출혈, 신장암과 방광암은 혈뇨, 난소암은 복통이나 복부 팽만 등과 같은 증상을 나타낸다.

유전적 원인에 의한 암은 전체 암의 약 5～10%를 차지한다. 나머지 90～95%는 생활습관과 환경적 요인에 의해서 발생한다. 흡연, 과도한 음주, 비만, 잘못된 식습관, 운동 부족, 헬리코박터, 바이러스, 방사선, 오염물질 등이 암 발생에 관여하는 것으로 알려져 있다.

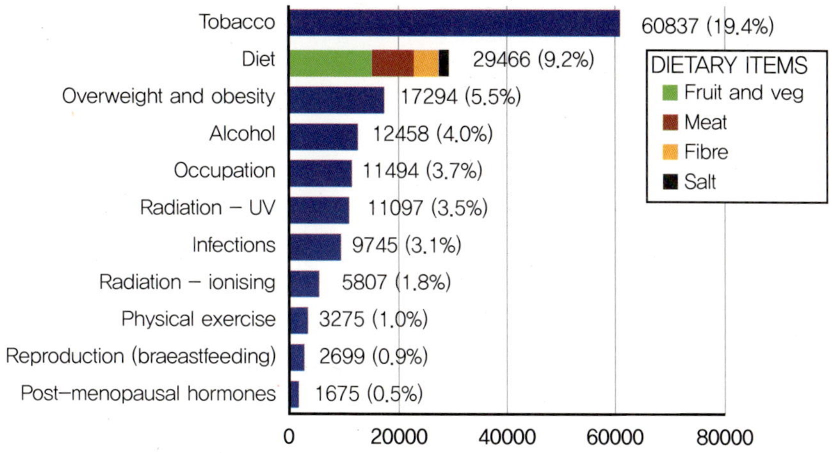

그림 6-11 암 발생과 관련있는 생활습관

2010년 한 해 동안 영국에서 발생한 암환자들을 조사한 결과에 따르면, 흡연과 관련이 있는 경우가 19.4% 60,837명, 음식과 관련이 있는 암이 9.2% 29,466명, 비만과 관련이 있는 암은 5.5% 17,294명, 술과 연관된 암은 4.0% 12,458명, 직업 관련 암은 3.7% 11,494명, 운동 부족과 관련이 있는 경우가 1% 3,275명 정도 차지한다고 한다. 연구자들은 전체 암 발생의 42.7%가 생활습관에 기인한다고 보고하였다.

흡연

흡연과 암의 연관성은 분명하다. 최소한 15종류의 암을 일으키는 원인이 흡연이다. 구강, 인두, 후두, 식도, 폐, 방광, 췌장, 콩팥, 위, 간 등에 암을 일으킬 수 있다. 담배에 포함된 5,000종 이상의 화학물질이 호흡기를 통해 흡수되어 혈액을 통해 전신에 영향을 미친다. 벤조피렌과 같은 발암물질은 직접적으로 DNA를 파괴하여 돌연변이를 일으킨다.

모든 세포는 손상된 DNA를 수리하는 메커니즘을 갖고 있다. 17번 염색체에 있는 TP53이라는 유전자는 대표적인 DNA 수리 DNA repair 유전자이다.

TP53 TP53 유전자가 만드는 단백질을 P53이라고 한다. 은 정상세포의 손상된 유전자를 수리하여 암세포로 변하는 것을 막아 준다. 그래서 이러한 유전자를 항암유전자 tumor suppressor gene 라고 한다. 만약 항암유전자에까지 돌연변이가 발생하면 그 세포는 암세포가 될 가능성이 높아진다.

소금

소금과 위암은 어떤 관련이 있을까? 소금 섭취량이 많은 국가는 소금 섭취량이 적은 국가에 비해 위암으로 인한 사망률이 높다.

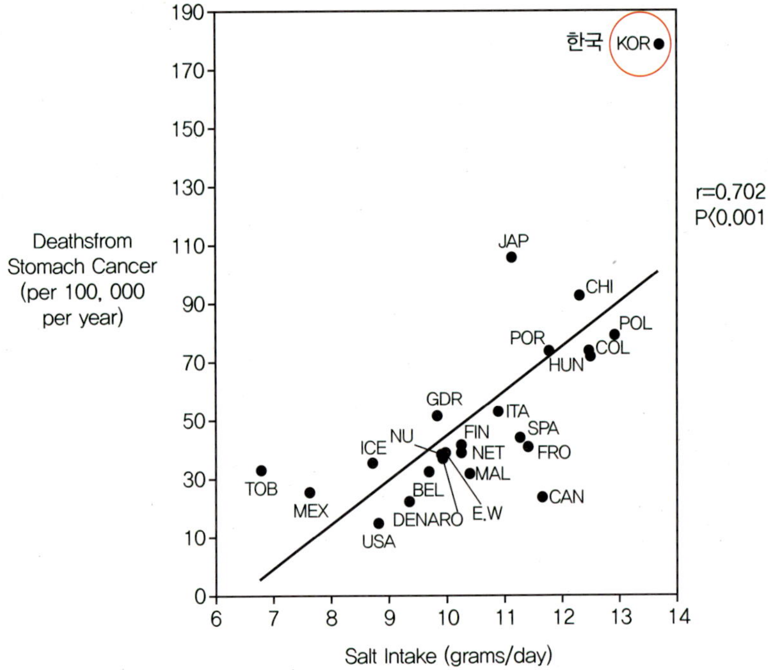

그림 6-12 하루 소금 섭취량에 따른 국가별 위암 사망률

소금이 직접적으로 위암을 일으키는 것은 아니다. 소금은 위벽세포를 자극하고 위벽에 염증을 유발한다. 소금에 의한 위벽의 자극과 염증은 헬리코박터균의 감염을 쉽게 할 뿐만 아니라 헬리코박터균에 의한 위벽 세포 내 유전자 돌연변이를 촉진하는 역할을 한다.

소금과 마찬가지로 헬리코박터균이 직접적으로 위암을 유발하는 것은 아니다. 소금 농도가 높아진 위 내 환경에서 헬리코박터균의 병균성이 더욱 강화된다.

2018년 세계보건기구에서 발표한 자료에 의하면, 소금과 염장 식품의 섭취량이 많은 한국의 위암 발생률은 세계 1위이다. WHO 산하 세계 암 연구 기금에서 암을 예방하는 생활습관으로 하루 소금 섭취량을 5g 이하로 제한하는 저염식과 채소 위주의 자연식을 권장하고 있다.

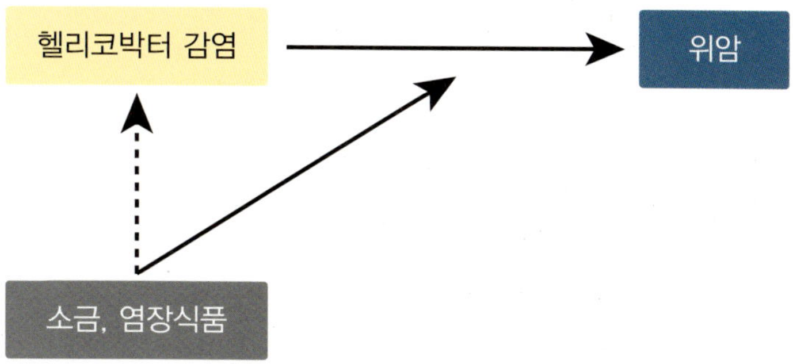

그림 6-12 소금이 위암발생에 미치는 영향

표 6-4 2018년 세계 위암 발생률 순위

순위	국가	10만 명당 위암 발생률
1	한국	39.6
2	몽골	33.1
3	일본	27.5
4	중국	20.7
5	부탄	19.4
6	키르키스탄	18.6
7	칠레	17.8
8	벨라루스	16.5
9	페루	16.1
10	베트남	15.9

동물성 단백질

동물성 단백질과 암은 어떤 관련이 있을까? 서던 캘리포니아 주립 대학의 발터 롱고 Valter Longo 박사는 고단백질 식사에 의한 암 사망률은 흡연에 의한 암 사망률과 비슷하다고 주장했다. 동물성 단백질이 어떻게 암을 일으키는지는 아직 정확히 밝혀져 있지 않지만, 발생 기전에 IGF-1 Insulin like Growth Factor-1, 인슐린 유사 성장인자-1 이라는 성장 호르몬이 작용하는 것으로 알려져 있다.

뇌하수체에서 분비된 성장 호르몬 Growth Hormone 이 간세포의 성장 호르몬 수용체 GH receptor 와 결합하면 간세포에서는 IGF-1을 만든다. 간에서 만들어진 IGF-1은 거의 모든 세포에 영향을 주지만 특히 근육, 연골, 뼈를 성장시키는 역할을 한다. 그래서 IGF-1은 청소년들의 성장 시기에 가장 많이 만들어지고 이후에는 점차 감소한다.

에콰도르에는 라론 증후군 Laron syndrome 이라고 불리는 희귀한 유전질환을 가진 사람들이 집단적으로 거주하고 있다.

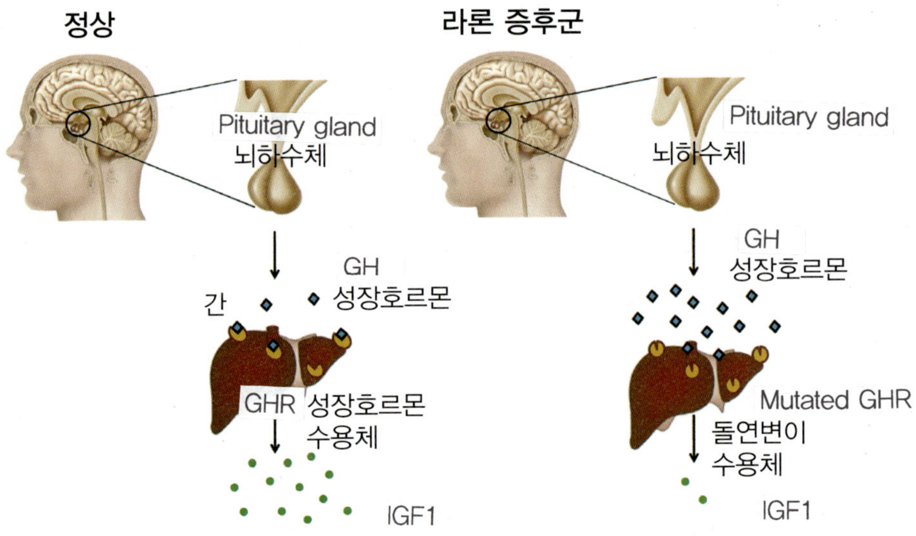

그림 6-14 라론 증후군의 생리적, 분자생물학적 특징

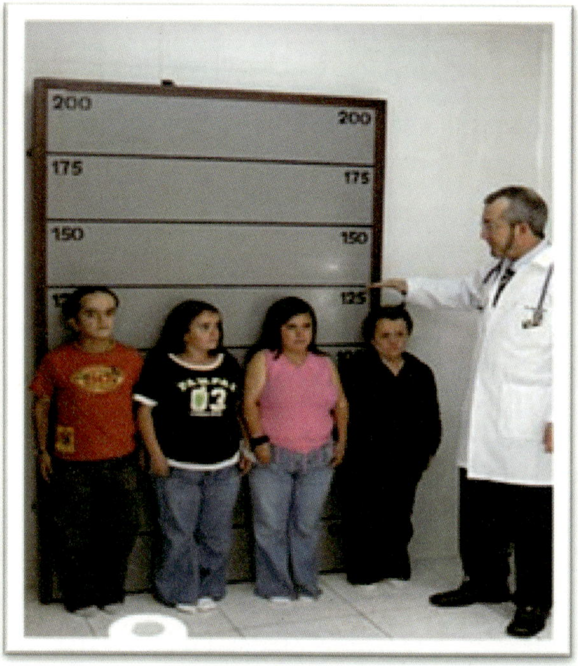

그림 6-15
라론 증후군 환자

표 6-5 라론 증후군과 일반인의 암 발생률 비교

	라론증후군	가족	친척	형제
전체(명)	230	218	113	86
암 환자(명)	0	15	24	4
암 발생률(%)	0	8.3	22.1	5.8

라론 증후군은 성장 호르몬 수용체 GH receptor 를 만드는 유전자의 문제로 정상적인 수용체가 만들어지지 않아서 뇌하수체에서 분비된 성장 호르몬이 수용체에 결합될 수가 없다. 결국, 간세포에서 IGF-1을 필요한 만큼 만들지 못하기 때문에 성장이 안 되는 질병이다.

그런데 라론 증후군 환자들에게 나타나는 특이한 현상이 있다. 이들은 암에 걸리지 않는다는 것이다. 같은 지역, 비슷한 생활습관을 공유하는 일반인들에게 나타나는 암이 이들에게는 발생하지 않는다. 비만하고 술과 흡연을 즐겨할 뿐만 아니라 건강하지 못한 식습관을 가진 이들에게 심장병, 간경화, 뇌졸중 등과 같은 질병은 나타나지만 암은 발생하지 않는다.

라론 증후군 환자들의 몸에 IGF-1이 거의 없기 때문이다. 성장이 필요한 청소년기에 IGF-1이 증가하는 것은 문제가 되지 않는다. 하지만 성인기에 높은 IGF-1 수치는 노화를 촉진하는 원인이 된다. IGF-1 수치가 높을수록 암 발생의 위험률은 높아신다.

지나치게 높은 IGF-1은 정상세포로 하여금 불필요한 성장과 증식을 자극하는 촉진제로 작용할 가능성이 있기 때문이다. 육류, 우유, 치즈에 들어 있는 동물성 단백질은 간세포의 IGF-1 유전자를 활성화하여 IGF-1 수치를 상승시킨다.

동물성 단백질은 IGF-1을 상승시키지만 식물성 단백질은 오히려 IGF-1을 낮추어 준다. 채식 위주의 식단과 규칙적인 운동습관을 2주간 실천할 경우, IGF-1은 20% 감소하고, 1년 이상 실천할 경우 55%까지 감소한다. 육류를 먹는 사람 meat eaters , 우유와 달걀을 먹는 채식가 lacto-ovo vegetarians , 완전 채식가 vegans 들의 혈중 IGF-1을 측정해 보면, 완전 채식을 하는 사람에게서만 IGF-1이 낮았다.

표 6-6 2018년 세계 대장암 발생률 순위

순위	국가	10만 명당 대장암 발생률
1	헝가리	51.2
2	한국	44.5
3	슬로바키아	43.8
4	노르웨이	42.9
5	슬로베니아	41.1
6	덴마크	41.0
7	포르투갈	40.0
8	바베이도스	38.9
8	일본	38.9
10	네덜란드	37.8

채식주의자들에게서 소화기암, 유방암, 대장암, 전립선암 등의 발생률이 낮은 것은 어느 정도 IGF-1과 관련이 있다고 볼 수 있다. 암을 일으키는 요인은 다양하기 때문에 채식을 한다고 해서 암에 걸리지 않는 것은 아니다. 다만, 건강한 식습관을 통해서 암 발생의 가능성을 최소화하려는 노력이 요구된다.

WHO 산하 국제암연구소에 따르면, 한국의 대장암 발생률은 헝가리 다음으로 2위를 차지한다. 2012년 발표에서는 한국이 1위를 기록했다. 한국이 세계 1위 또는 2위 대장암 발병국이라는 불명예를 얻게 된 것은 육류 소, 돼지, 양고기 등 및 가공육 소시지, 햄, 베이컨, 육포 등 섭취량 증가와 무관하지 않다.

농림축산부 자료에 따르면 대장암 발생이 낮았던 1980년 1인당 연간 육류 소비량은 11.3kg이었으나 30년이 지난 2013년에는 1인당 육류 소비량이 42.7kg까지 증가하였다. 동물성 단백질 섭취의 증가는 IGF-1의 상승으로 이어지고 IGF-1의 증가는 암 발생 위험을 증가시킨다.

술

술은 구강암, 식도암, 후두암, 유방암, 위암, 대장암, 간암 등을 일으킬 수 있다. 포도주에 들어 있는 폴리페놀 성분이 심장질환 예방에 도움을 줄 수 있다는 일부 주장이 있긴 하지만, 어떤 형태의 술이든 알코올은 1급 발암물질이다. 알코올은 세 가지 경로로 암 발생을 촉진한다.

첫째, 알코올은 대부분 간에서 아세트알데히드 acetaldehyde 로 전환된다. 구강이나 장에서도 이 반응이 일부 일어난다. 아세트알데히드는 직접적으로 세포의 DNA에 손상을 일으키고 손상된 DNA의 복구를 막는다.

둘째, 알코올은 에스트로겐과 인슐린과 같은 성장인자를 증가시킨다. 성장인자는 세포의 비정상적인 분열과 성장을 촉진한다.

셋째, 알코올은 다른 발암물질의 인체 내 흡수를 더 용이하게 한다. 과한 음주는 직접적으로 간세포를 파괴한다. 지속적인 간 손상은 결국 간경화로 이어지고 간경화는 간암의 원인이 된다.

비만

비만은 유방암, 대장암, 식도암, 담낭암, 췌장암, 자궁내막암, 난소암 등을 일으키는 위험 인자이다. 지방은 에너지를 저장하지만 다른 세포에게 성장 신호를 보내기도 한다. 비만은 세 가지 기전으로 암을 일으킬 수 있다. 첫째, 지방세포는 성호르몬 에스트로겐, 테스토스테론 등 을 만든다. 증가된 성호르몬은 유방, 자궁, 전립선 세포들을 빠르게 분열하고 증식시킨다. 비만한 사람의 혈액 내 성호르몬 수치는 비만하지 않은 사람들에 비해 높다. 성호르몬에 의한 비정상적인 성장신호는 IGF-1과 마찬가지로 암을 일으킬 수 있다.

현재 유방암의 치료제로 사용되고 있는 타목시펜 tamoxidien 폐경기 전 유방암 환자 은 에스트로겐이 유방세포에 결합하지 못하도록 막는 약물이고, 레트로졸 letrozole 폐경기 후 유방암 환자 등은 지방조직에서 에스트로겐을 합성하는 과정을 억제하는 약물이다. 전립선암의 호르몬 요법은 대개 고환에서 테스토스테론의 합성을 억제하는 약물이 사용된다. 비정상적으로 증가된 성호르몬이 암세포에게 성장 신호로 작용하기 때문에 성호르몬 수치를 낮추거나 성호르몬이 작용하지 못하도록 하면 암세포의 증식을 억제할 수 있다.

둘째, 지방세포는 인슐린과 여러 종류의 성장 인자를 만들어서 세포를 빠르게 분열하도록 자극한다. 셋째, 과도한 지방세포는 주위의 대식세포를 자극하여 시토카인 cytokine 을 분비하게 하고, 시토카인은 면역세포의 이동을 유도하여 만성적인 염증반응을 일으킨다. 만성 염증반응을 통해 세포들은 더욱 빠르게 분열하고, 이 과정에서 DNA 손상이 생기며 암 발생 위험률이 증가한다.

대장에 생기는 만성 염증인 궤양성 대장염과 크론병은 대장암을 일으키는 대표적인 원인이다. 최근 염증반응을 억제하는 항염증약물인 아스피린이 암치료에 사용되는 근거가 여기에 있다. 세균, 바이러스, 곰팡이와 같은 미생물의 감염 시 면역세포를 동원하여 치유하는 과정을 급성 염증이라고 한다.

급성 염증은 대개 발열, 발적, 부종, 통증을 동반한다. 피부에 생긴 종기나 방광염, 중이염, 편도선염, 폐렴 등은 모두 급성 염증이다.

그러나 만성 염증은 미생물 감염없이도 일어날 수 있다. 비만이 대표적인 원인이다. 음식도 만성 염증을 유발할 수 있다. 설탕이 많이 들어간 음식과 음료, 고지방, 튀긴 음식, 버터, 치즈, 마가린, 가공육 햄, 소시지, 베이컨 등은 만성 염증을 일으키는 대표적인 것들이다. 반대로 항산화제가 풍부한 과일, 시금치, 케일, 브로콜리, 양배추, 콩, 견과류, 통곡류 현미, 오트밀, 통밀 , 연어 등은 만성 염증을 억제하는 음식이다.

활성산소

포도당을 대사하는 과정에서 활성산소 reactive oxygen species 는 필연적으로 발생한다. 반응성이 높은 활성산소는 세포막, 미토콘드리아, DNA를 공격하여 손상을 준다.

그래서 세포는 내부에 활성산소를 중화하는 항산화 메커니즘을 갖고 있는데, 이를 통해 세포 내 소기관과 DNA의 손상을 막고 있다.

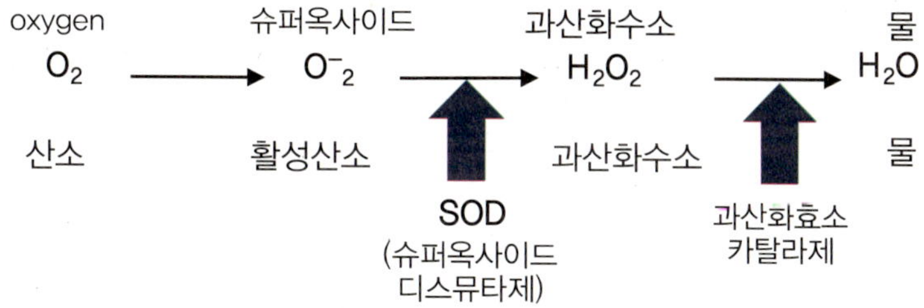

그림 6-16 활성산소를 중화시키는 항산화 메커니즘

그러나 활성산소가 과도하게 많이 생성되거나 항산화 메커니즘에 장애가 있을 때 활성산소는 세포에 손상을 주고 유전자 돌연변이를 일으킬 수 있다. SOD와 카탈라아제 catalase 효소를 만드는 유전자의 발현이 비정상인 세포는 활성산소에 의해 손상될 가능성이 높아진다. 과식은 세포에서 활성산소를 많이 발생시킨다. 과도한 칼로리를 대사하는 과정에서 활성산소의 발생이 증가한다.

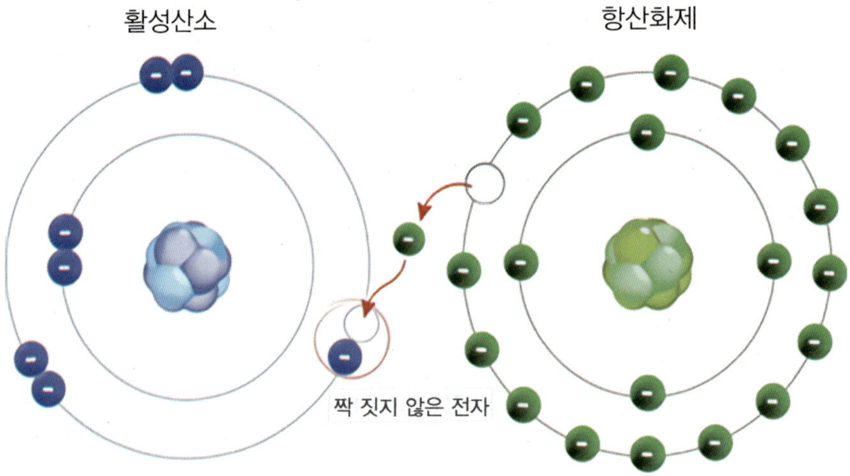

그림 6-17 항산화제가 활성산소를 중화시키는 기전

〈https://www.medicalnewstoday.com/articles/318652.php〉

활성산소에 의한 세포의 손상이 많을수록 노화는 촉진된다. 동물과 사람을 대상으로 한 여러 연구를 통해서 소식은 활성산소의 발생을 최소화하고 노화를 억제하며 수명을 연장하는 식습관으로 증명된 바 있다. 활성산소는 환경오염물질, 담배, 전리방사선 등에 의해 체내로 유입될 수 있다. 체내에서 생성되거나 체외에서 유입된 활성산소를 중화시키는 항산화제를 음식을 통해 공급하는 것은 중요하다.

항산화제에는 베타카로틴, 비타민 A, 비타민 C, 비타민 E, 폴리페놀 등이 있다. 베타카로틴, 비타민 A, 비타민 C는 과일과 채소에 풍부하게 들어 있고, 비타민 E는 견과류과 통곡식에 많이 들어있다.

항산화제가 많이 든 채소와 과일, 통곡류와 견과류 위주의 자연식 식단은 암을 예방하는 최선의 식습관이 될 것이다.

VEGF와 음식

암세포가 증식하기 위해서는 산소와 영양분이 끊임없이 공급되어야 한다. 산소와 영양분은 혈액을 통해 공급되기 때문에 암세포는 끊임없이 새로운 혈관을 만들며 자란다.

암세포는 VEGF Vascular Endothelial Growth Factor, 혈관내피세포 성장인자 라는 물질을 분비하여 혈관을 만든다. 만약 혈관이 만들어지지 않으면 암세포의 크기는 증가하지 않는다. 2010년에 개발된 아바스틴 Avastin 이라는 표적항암제는 VEGF의 기능을 차단하는 대표적인 약물이다.

약물 외에 VEGF 수치를 낮출 수 있는 것이 음식이다. 토마토, 마늘, 브로콜리, 양배추, 케일, 레몬, 오렌지, 콩, 사과, 블루베리, 아마씨, 버섯, 올리브, 녹차 등은 VEGF 수치를 낮추어 주는 식품들이다. 채식 위주의 식사는 과도한 VEGF 상승을 막음으로써 암을 예방하는 데 도움을 줄 수 있다.

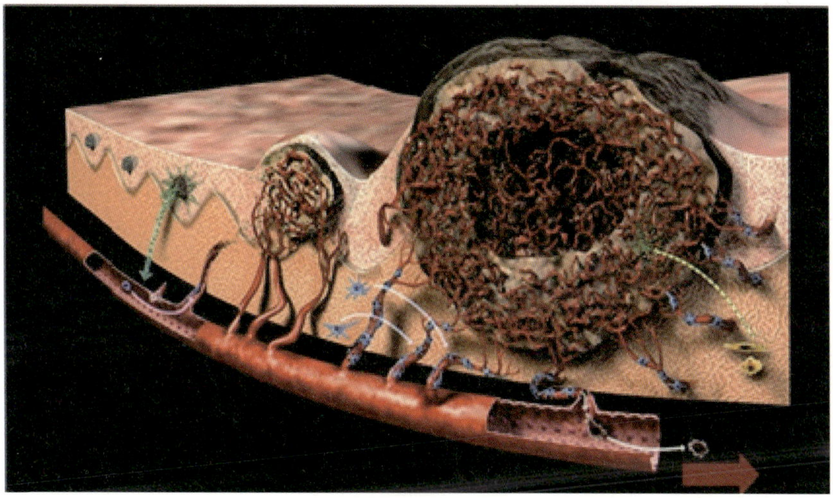

그림 6-18 VEGF에 의한 혈관신생과 암의 진행과정

〈https://www.ted.com/talks/william_li〉

수면

나쁜 수면습관도 암 발생을 촉진한다. 야간에 일하는 사람들에게서 유방암, 대장암, 전립선암, 자궁내막암, 난소암, 악성 흑색종 등의 발생률이 높은 것으로 알려져 있다.

수면과 암의 관계에서는 뇌의 송과체에서 분비되는 멜라토닌 melatonin 이라는 호르몬이 작용한다.

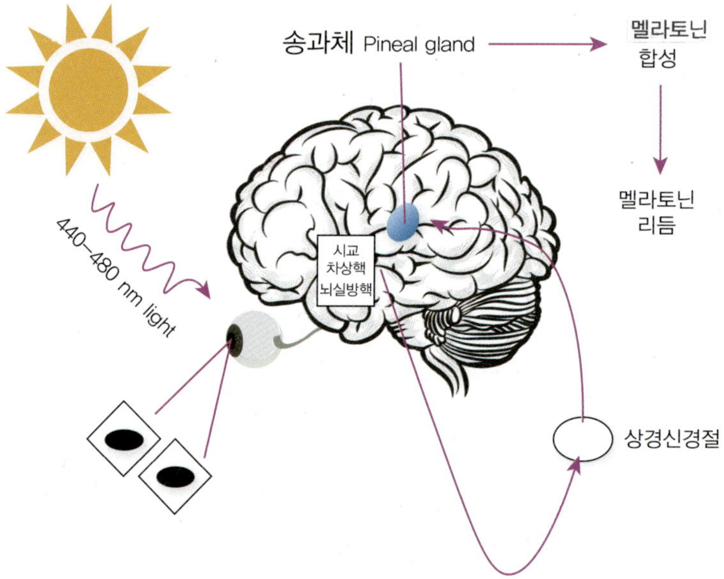

그림 6-19 햇빛에 의한 송과체의 멜라토닌 분비 조절

⟨http://www.oncm.org/ms/getimage.php?name=oncmv03p0037g004.jpg⟩

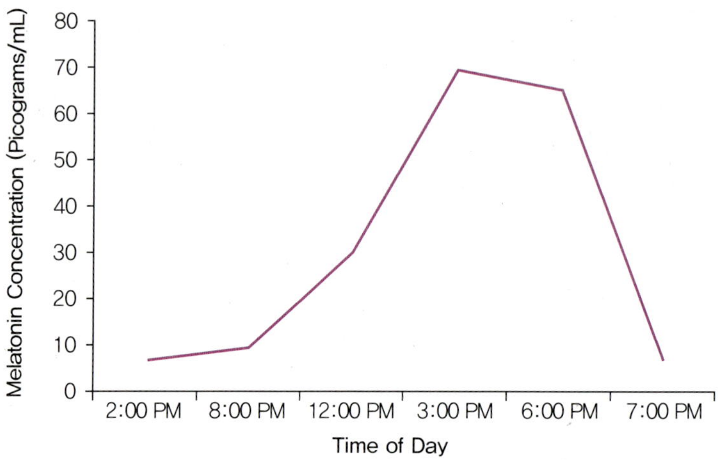

그림 6-20 하루 멜라토닌 농도 변화

⟨http://www.oncm.org/ms/getimage.php?name=oncmv03p0037g002.jpg⟩

멜라토닌은 낮과 밤의 주기에 따라 조절된다. 해가 지고 망막으로 들어오는 빛이 없으면 송과체는 멜라토닌을 만들기 시작한다. 밤 9시에 급격히 증가하고 새벽 1~2시경 가장 높은 수치로 상승한다. 동이 틀 무렵 멜라토닌은 급격히 감소하고 햇빛이 망막에 비치면 멜라토닌은 생산을 멈춘다.

만약 야간에 인공적인 불빛이 망막으로 들어오면 송과체는 멜라토닌을 충분히 만들지 못한다. 야간에 만들어진 멜라토닌은 항암물질로서 여러 가지 방식으로 암의 발생을 막는다. 첫째, 강력한 항산화제로서 활성산소를 없애고 DNA와 유전자의 손상을 막는다. 둘째, 멜라토닌은 면역체계를 활성화한다. 셋째, 멜라토닌은 VEGF의 발현을 억제하여 혈관 신생을 막는다. 넷째, 멜라토닌은 암세포의 증식을 억제하고 암세포의 사멸을 유도한다. 다섯째, 멜라토닌은 에스트로겐 수치를 낮추어 준다.

비타민 D

적당한 햇빛 노출은 암을 예방하는 데 도움을 준다. 햇빛의 자외선B UVB 는 표피세포의 세포막에 있는 콜레스테롤 7-dehydrocholesterol 에 흡수가 되어 콜레스테롤을 프리비타민 D_3 pre-vitamin D_3 로 전환한다. 프리비타민 D_3는 불안정한 상태이기 때문에 수 시간 내에 비타민 D_3로 바뀐다. 비타민 D_3는 혈액을 통해 간으로 이동하고 간효소에 의해 25-하이드록시 비타민 D_3 25-hydroxyvitamin D_3 로 변환된다. 25-하이드록시 비타민 D_3가 혈액을 순환하는 주요 비타민 D이다.

병원에서 비타민 D 상태를 검사할 때 측정하는 것이 바로 25-하이드록시 비타민 D_3이다. 하지만 25-하이드록시 비타민 D_3는 비타민 D로서 생물학적 활성이 거의 없다. 콩팥으로 이동하여 콩팥에 있는 효소에 의해 1,25-디하이드록시 비타민 D_3로 전환된 후 비타민 D로서 작용할 수 있다. 1,25-디하이드록시 비타민 D_3가 소장내벽세포의 수용체와 결합하면 음식을 통해 공급된 칼슘을 흡수하여 뼈를 단단하게 한다. 또한, 비타민 D는 근육세포에 작용하여 근육의 양을 증가시키고 근력을 강화시킨다.

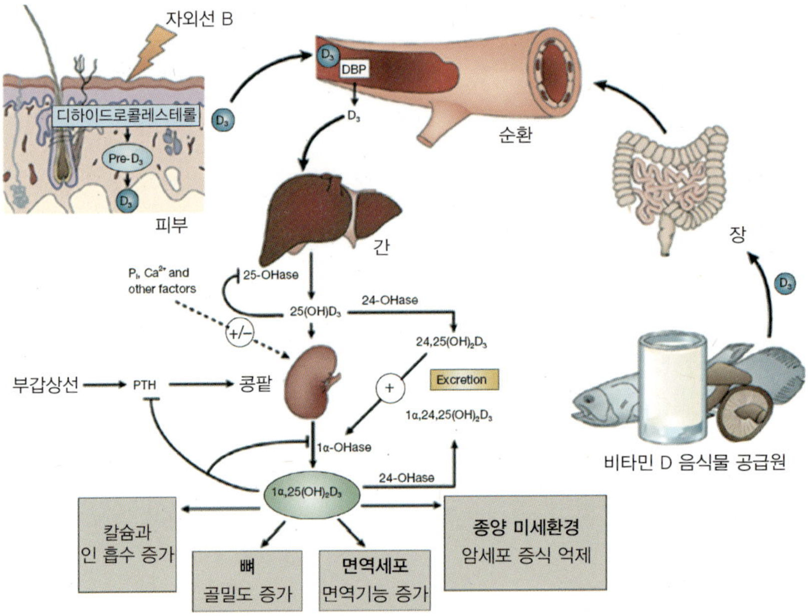

그림 6-21 비타민 D 대사
〈https://www.nature.com/articles/nrc2196〉

비타민 D가 부족할 경우, 소장에서 흡수되는 칼슘의 양이 감소하여 골다공증이 생긴다. 뼈와 관절을 덮고 있는 근육의 기능도 약화되기 때문에 낙상과 골절의 위험도 커지게 된다. 비타민 D와 결합하는 비타민 D수용체는 뼈와 근육세포 외에도 면역세포, 조혈모세포, 대장세포, 유방세포, 전립선 세포, 피부세포 등에도 있다.

특히 비타민 D와 면역기능은 밀접한 관련이 있다. 과거 결핵 치료제가 개발되기 전에 결핵 환자들은 대부분 햇빛이 잘 들어오고 공기가 깨끗한 요양원으로 보내졌다. 당시에는 햇빛이 결핵을 치료하는 기전을 잘 이해하지 못했었다. 최근에 와서야 피부에서 만들어진 비타민 D가 면역세포를 활성화시켜서 결핵균을 사멸시킨다는 사실이 확인되었다. 자외선 B는 유리창을 통과하지 못하기 때문에 햇빛에 의한 비타민 D 합성을 위해서는 가급적 야외활동을 하는 것이 중요하다.

햇빛은 비타민 D 뿐만 아니라 피부에서 일산화질소를 만들어 심장과 혈관을 보호한다. 햇빛은 비타민 D를 통해 암 발생을 막는다. 비타민 D가 암을 예방하는 기전은 다음과 같다. 첫째, 비타민 D는 암세포의 세포분열을 멈추게 cell-cycle arrest 하여 증식을 억제한다. 둘째, 비타민 D는 암세포의 사멸 프로그램 apoptosis 을 작동시켜 스스로 사멸하도록 한다. 셋째, 비타민 D는 암세포가 혈관을 만드는 것을 억제한다. 넷째 비타민 D는 암의 전이를 막는다. 다섯째, 비타민 D는 암세포가 정상세포로 성숙하도록 분화 differentiation 를 돕는다.

물을 자주 마시는 것은 암 예방에 도움이 될까? 47,000여 명의 참가자를 대상으로 시행한 전향적 연구 prospective study 에 따르면, 하루에 2리터 이상의 물을 마시면 방광암을 예방하는 데 도움이 되는 것으로 확인되었다. 물을 많이 마시면 소변을 자주 보게 되고 체내에 쌓인 노폐물을 빠르게 배출시켜 방광의 상피세포가 소변에 있는 발암물질에 노출될 기회를 줄일 수 있다.

소변을 보는 빈도가 줄고 소변이 방광에 오래 머물게 되면 그만큼 방광 상피세포의 DNA가 손상될 가능성이 높아진다. 물을 충분히 마시면 대장암 발생 위험률도 감소된다.

장 내의 물은 발암물질의 농도를 낮추어 주고, 대장 내 대변의 통과시간을 단축시켜서 발암물질이 대장상피에 접촉할 가능성을 줄여 준다. 물이 부족하여 만성적으로 탈수가 되면 세포 내의 농도에도 변화가 오고, 대사에 관여하는 효소들의 활성에 문제가 생길 뿐만 아니라 발암물질의 제거도 원활하지 못하기 때문에 충분한 양의 물을 마시는 것은 암을 예방하는 좋은 습관이라고 할 수 있다.

스트레스와 우울

정신적 스트레스와 암의 연관성은 오래전부터 제기되고 있는 문제이다. 아직 명확한 기전이 밝혀지진 않았지만, 만성적인 스트레스가 암을 유발할 수 있고, 암을 악화시킬 수도 있다는 근거는 점차 증가하고 있다.

핀란드 쌍둥이 연구에 따르면, 이혼과 별거, 배우자의 죽음, 친한 친구의 죽음, 재정문제 등에 의한 지속적인 정신적 스트레스를 경험한 여성은 유방암에 걸릴 위험이 더 크다고 한다.

MD앤더슨 암센터는 방광암 환자 464명을 면담하여 우울증 여부에 따른 암환자의 생존기간을 조사하여 발표하였다. 우울증이 전혀 없는 암환자의 평균 생존기간은 약 200개월인 데 반해 우울증이 있는 암환자의 평균 생존기간은 약 44개월이었다.

우울감이 면역세포의 유전자 발현을 억제하여 면역기능을 악화시키고 면역세포의 수명을 결정하는 텔로미어 telomere 의 길이를 짧게 하기 때문이다.

면담시간에 환자들이 사용하는 어휘들 가운데 내면의 기쁨을 반영하는 어휘의 수와 유방암 환자의 생존율 간에 밀접한 상관관계가 있고, 그 상관성은 암의 병기보다는 더 크다고 한다. 즉, 기쁨을 잘 표현할수록 암환자가 더 오래 생존할 가능성이 높아지는 것이다. 스트레스를 잘 관리하고 마음의 안정을 유지하며 즐거움과 삶의 의미가 조화를 이루는 것은 암을 예방하는 중요한 생활습관이다.

암의 원인을 한 가지로 단정할 수는 없다. 암의 발생에는 타고난 유전적 소인 외에도 음식, 소금, 술, 흡연, 동물성 단백질, 비만, 수면, 햇빛, 환경 오염, 스트레스 등 다양한 요인들이 복잡하게 관여한다. 그러므로 암의 예방과 치료를 위한 최선의 전략은 식습관, 운동습관, 수면습관, 마음습관 등을 포함하는 포괄적인 생활습관의 변화가 기본이 되어야 한다.

최근 생활습관 치료가 실제로 암환자들에게 적용되는 사례가 점차 늘고 있다. 초기 전립선암 환자들을 대상으로 시행된 연구의 경우, 1년 동안 채식 · 규칙적인 운동 · 스트레스 관리 등의 생활습관 치료를 집중적으로 받으면 암표지자 tumor marker 와 암의 크기가 감소했다.

유방암 환자들에게 채소와 과일 위주의 식습관과 운동습관을 통해서 표준체중을 유지하도록 하면 재발률은 감소하고 생존율은 증가한다.

생활습관은 후성유전체에 영향을 미친다. 후성유전체는 유전자 발현을 조절한다. 억제되어 있던 유전자의 발현은 활성화하고, 비정상적으로 활성화되어있던 유전자의 발현은 억제시킨다. 생활습관은 유전자를 깨우는 스위치이다.

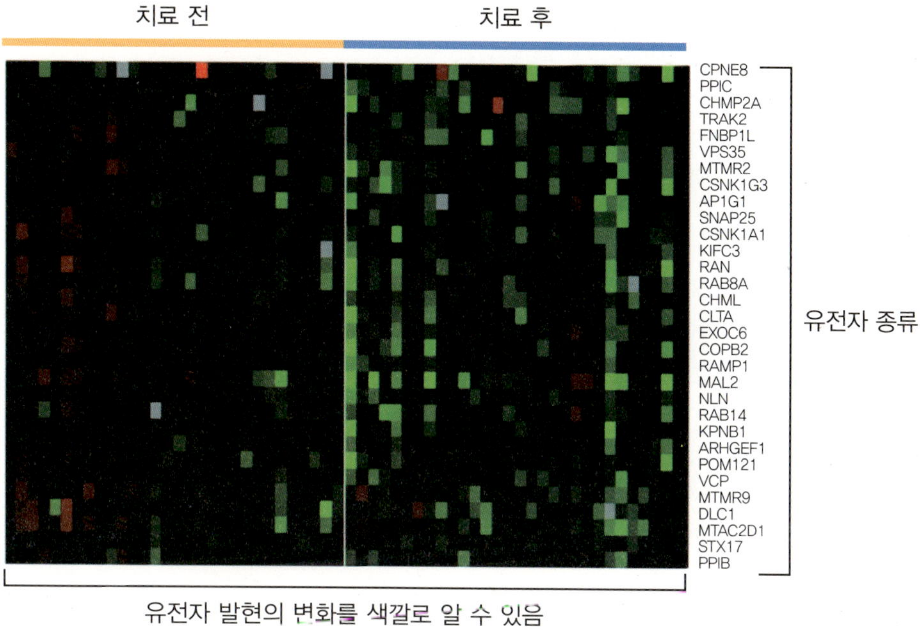

그림 6-22 생활습관 치료 전 후의 유전자 발현의 변화

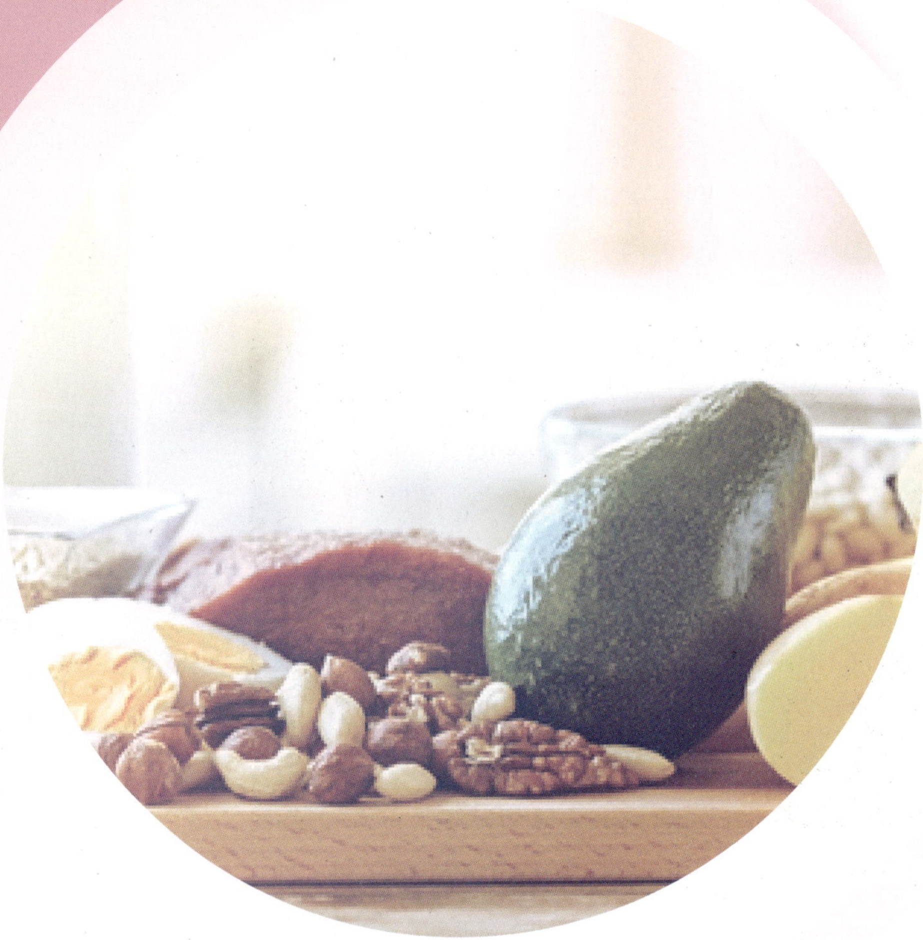

제3부 생활습관과 영양

Chapter 1

제3부 생활습관과 영양

영양소의 기본원리

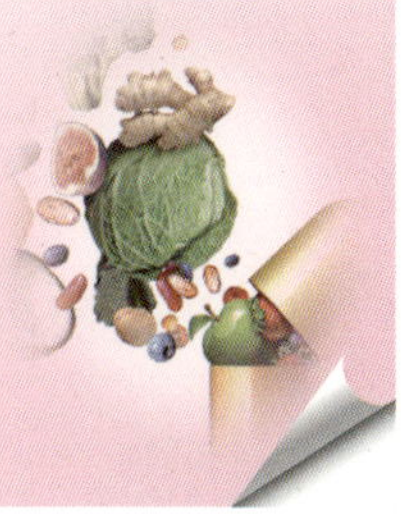

1. 영양과 영양소

영양 nutrition 이란 사람이 음식물을 섭취한 후에 소화와 흡수과정을 통하여 영양소를 이용함으로써 건강을 유지하고, 노폐물을 체외로 배설하는 일련의 과정을 말한다. 이 과정을 통해 일하는 데 필요한 힘을 얻고, 체온을 유지하고, 성장 발육도 하고, 전반적인 생명현상을 유지하여 건강한 생활을 영위한다.

제3부

표 7–1 영양소의 종류

다량 영양소	탄수화물	포도당	
	지질	지방산과 글리세롤	
	단백질	아미노산	
조절 영양소	비타민	지용성 비타민	비타민 A, D, E, K
		수용성 비타민	비타민 B_1, 티아민, 비타민 B_2, 리보플라빈, 비타민 B_3, 니아신, 비타민 B_5, 판토텐산, 비오틴, 비타민 B_6, 엽산, 비타민 B_{12}, 비타민 C
	무기질	다량 무기질	Ca, P, Mg, Na, K, Cl, S
		미량 무기질	Fe, Zn, Cu, I, F, Se, Mn, Cr, Mo
	물	물	

영양소 nutrients 란 우리가 건강을 유지하고 살아가기 위해서 식품을 통해 외부로부터 섭취하여 우리 몸에서 이용되는 성분들을 말한다. 사람이 필요로 하는 영양소는 약 50종이 있으며, 이것들은 크게 탄수화물, 지질, 단백질, 비타민, 무

기질, 그리고 물로 구분한다. 이 중 탄수화물, 지질, 단백질은 에너지를 생산하는 다량 영양소이고, 비타민과 무기질 그리고 물은 조절 영양소로 분류된다.

2. 영양소의 기능

(1) 탄수화물의 종류와 기능

탄수화물의 종류

탄수화물은 분자 크기에 따라 단당류, 이당류, 그리고 다당류로 구분된다.

① 단당류

단당류는 당질 중 가장 간단한 것으로 포도당, 과당, 갈락토오스 등이 여기에 속한다. 물에 녹으면 단맛을 낸다. 탄소수에 따라 3탄당, 4탄당, 5탄당, 6탄당 등이 있으며 포도당 glucose , 과당 fructose , 갈락토오스 galactose 등은 6탄당에 속한다.

② 이당류

이당류는 단당류 2분자가 결합한 것으로 맥아당 maltose, 포도당 + 포도당 , 서당 sucrose, 포도당+과당 , 유당 lactose, 포도당+갈락토오스 등이 있다. 이당류는 모두 기본적으로 포도당을 가지고 있고, 나머지 다른 한 개의 단당류가 무엇이냐에 따라 구별된다.

③ 다당류

다당류는 단당류가 10개 이상 결합된 것이며, 보통 수천 개가 물 한 분자씩을 내놓고 결합하여 이루는 탄수화물을 말한다. 녹말, 글리코겐, 셀룰로오스 등이 여기에 속한다. 물에 잘 용해되지 않으며 단맛이 없다. 다당류는 가수분해 효소에 의해 단당류가 된다.

Check point

탄수화물의 종류

• 단당류 : 포도당, 과당, 갈락토오스 등
• 이당류 : 맥아당, 서당, 유당 등
• 다당류 : 녹말, 글리코겐, 셀룰로오스 등

(2) 탄수화물의 기능

에너지원

근육과 뇌에 영양소를 제공하는 칼로리의 원천으로서 에너지의 주 공급원이다. 1g의 탄수화물은 체내에서 4kcal의 에너지를 공급해 준다.

혈당유지

신체의 원활한 기능유지를 위해 혈당의 유지는 반드시 필요하다. 뇌는 장기간의 금식을 제외하고, 오직 포도당만을 에너지원으로 사용하는 장기이다. 뇌는 저장형의 에너지원이 없기 때문에 지속적으로 포도당 공급을 받아야 한다. 뇌는 하루에 120g의 포도당을 사용하는데, 그것은 몸 전체가 사용하는 양의 60%를 차지한다. 사람의 혈액 중에는 평균 70~100mg/dL 공복 의 포도당이 들어 있다.

단백질 절약 작용

탄수화물의 섭취가 부족하면 신체를 구성하고 있는 단백질을 분해하여 에너지를 공급한다. 이 과정에서 근육 손실이 발생한다. 따라서 충분한 양의 탄수화물을 섭취함으로써 체내 단백질을 절약할 수 있다.

케톤증 예방

탄수화물의 섭취가 부족할 경우, 지방을 에너지원으로 사용할 수 있다. 이때 지방의 불완전 산화로 인해 케톤체 ketone body 가 만들어진다. 케톤체의 혈중 농도가 상승하면 혈액의 산도 pH 가 낮아져 산증 acidosis 이 발생할 수 있다.

극단적인 저탄수화물식사를 하거나 당뇨병를 갖고 있는 사람의 경우, 케톤체에 의한 산증으로 의식장애가 올 수도 있다. 적절한 탄수화물의 섭취는 케톤체의 생성을 예방하는 효과가 있다.

식품에 단맛과 향미 제공

탄수화물은 음식에 단맛과 향미를 제공한다. 감미도는 당의 종류에 따라 다르며, 설탕의 단맛을 1로 기준으로 한 후 당류의 단맛의 강도를 상대적으로 나타낸 것이다. 다양한 대체감미료가 개발되어 이용되고 있는데, 사카린 · 아스파탐 · 사이클라메이트 · 아세설팜K 등이 있다.

(3) 지질의 종류와 기능

지질의 종류

지질은 일반적으로 식물성지질과 동물성지질로 나눌 수 있다. 대부분의 식물성지질은 상온에서 액체상태인데 구성 지방산이 불포화지방산이기 때문이다. 동물성 지질이 고체인 것은 그 구성 지방산이 포화지방산이기 때문이다. 그러나 식물성 식품이라도 코코넛 기름이나 아보카도 등에는 포화지방산이 많아서 고체형태를 띤다.

지질은 화학구조에 따라 단순지방, 복합지방, 유도지방으로 구분한다. 단순지방은 지방산과 글리세롤로 구성되어 있고, 복합지방은 단순지방에 인산이나 당 등이 결합된 것이며, 유도지방은 단순지방과 복합지방의 가수분해에 의해 생성되는 것이다.

① 단순지방 simple lipids

우리가 먹는 지질의 98~99% 정도는 단순지방인 중성 지방 Triglyceride 이다. 중성 지방은 1개의 글리세롤 분자를 뼈대로 하여 3분자의 지방산이 결합한 형태이다. 주로 피하조직에 저장되며 에너지원으로 이용될 수 있다.

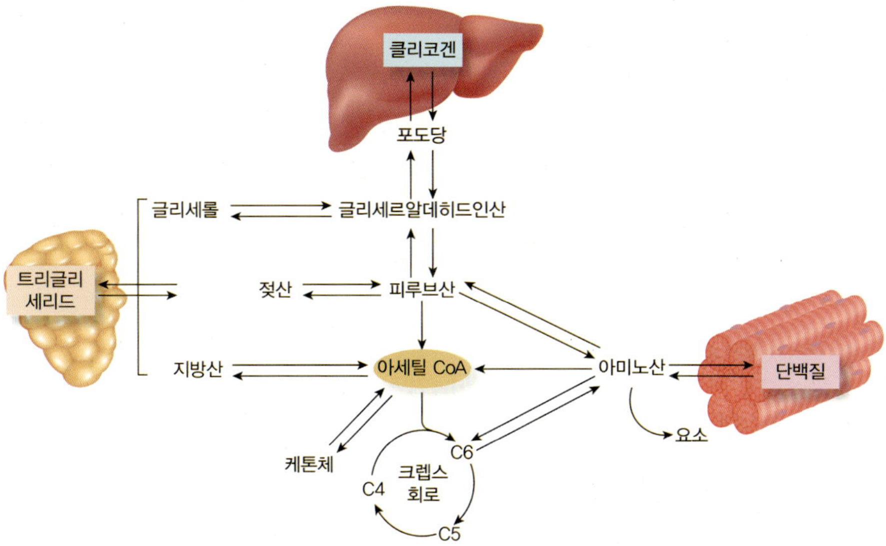

그림 7-1 단순 중성지방 트리글리세리드(triglyceride)의 역할

② 복합지방 compound lipids

인지질은 지방산과 글리세롤과 인산이 결합한 물질로 세포막의 주요 구성성분으로 특히 뇌에는 그 함량이 많다.

당지질은 1분자의 지방산에 인산 대신 당 갈락토오스 등 이 결합된 물질이다. 모든 체조직, 특히 뇌와 같은 신경조직에 많다.

지단백질은 중성지방에 단백질이 결합된 것으로 지방의 운반작용을 한다. 지방은 대부분 물에 녹지 않기 때문에 단백질과 결합한 형태인 지단백질 형태로 혈액을 통해서 이동한다. 혈액 중에서 지방을 운반하는 혈장지단백질의 종류에는 킬로미크론 Chylomicron , VLDL, LDL, HDL 등이 있다.

③ 유도지방 Derived lipids

유도지방은 중성 지방과 복합지방이 가수분해될 때 얻게 되는 화합물로서 지방산, 글리세롤, 지방족 탄화수소, 스테롤 sterol , 카로티노이드, 그리고 지용성 비타민 등이 여기에 속한다. 동물에 존재하는 스테롤에는 콜레스테롤, 담즙산이 대표적이고 식물에는 에르고스테롤 ergosterol , 시토스테롤 sitosterol 등이 있다.

지질의 기능

① 에너지 공급

지방 1g이 연소되면 9kcal의 에너지가 생성된다. 이것은 단백질이나 탄수화물에 의해 생성되는 에너지의 2배가 넘는 수치이므로 지방은 효과적인 에너지원이 될 수 있다.

② 필수지방산의 급원

리놀레산 linoleic acid , 리놀렌산 linolenic acid , 아라키돈산 arachidonic acid 등의 다불포화지방은 생명현상의 유지에 필수불가결한 지방산이며, 이들은 체내에서 합성되지 않기 때문에 반드시 음식물을 통하여 섭취하여야 한다. 리놀레산은 식물류 중에 많이 포함되는 불포화지방산의 일종으로 생체 내에서는 합성되지 않는다. 리놀렌산은 주로 홍화씨, 포도씨, 해바라기씨, 옥수수 및 땅콩기름 등에서 발견된다. 아라키돈산은 고도 불포화지방산으로 이끼, 양치, 해조류 등에 존재한다.

③ 지용성 비타민의 흡수를 도움

지용성 비타민의 대부분은 지방산과 결합된 형태로 음식에 존재한다. 식품에 함유되어 있는 지용성 비타민 A, D, E, K 은 담즙과 췌장효소의 도움을 받아 지방산이나 중성 지방과 함께 흡수된다. 지방산은 지용성 비타민의 흡수를 돕는다.

④ 신체의 구성성분

지방은 뇌조직, 신경조직, 간 등의 구성성분으로 존재하면서 중요한 생리작용을 수행한다. 외부충격으로부터 신체를 보호하기도 하는데, 특히 내장 주위의 지질은 중요한 장기를 물리적 충격으로부터 보호해 주는 역할을 한다. 또한 피하지방은 열 절연체로 작용하여 체온조절에 관여하며, 신경조직에 많은 지방은 전기적 절연체로 작용하여 자극의 전달속도를 빠르게 해준다.

⑤ 저장 에너지의 주요 형태

우리 몸은 사용하지 않는 여분의 열량을 먼저 글리코겐 glycogen 으로 저장하고 그래도 남는 열량은 지방으로 전환하여 피하, 복강, 간, 근육 등의 조직에 저장한다. 당질이 글리코겐으로 저장될 때 조직 1g당 1kcal의 에너지가 저장되는 반면, 지방은 조직 1g당 8kcal의 에너지를 보유할 수 있어 농축된 에너지 공급원이 된다.

(4) 단백질의 종류와 기능

단백질의 종류

일반적으로 단백질 한 분자는 20여 가지의 아미노산이 펩티드 결합으로 연결되어 있다. 체단백질 구성에 필요한 20여 종류의 아미노산 중 어떤 아미노산은 체내에서 합성되지 않는다. 반드시 음식으로 섭취해야만 하는 아미노산을 '필수 아미노산 EAA, essential amino acids '이라고 한다.

① 완전단백질 Complete protein

생명체의 성장과 유지에 필요한 모든 필수 아미노산을 충분히 가지고 있는 단백질로서 젤라틴을 제외한 모든 동물성 단백질이 여기에 속한다. 예를 들면, 우유의 카세인 casein , 달걀의 알부민 albumin , 글로불린 globulin 등이 있다.

② 부분적 불완전단백질 Partially incomplete protein

필수 아미노산을 모두 가지고는 있으나 그 양이 충분하지 않거나 각 필수 아미노산들이 균형있게 들어있지 않은 단백질을 말한다. 부분적 불완전단백질로 동물을 사육하면 생명유지는 되지만 성장률이 부진하다. 예를 들면 곡류에 들어있는 단백질인 글리아딘 gliadin 은 필수 아미노산 중 리신 lysine 의 함량이 부족하다. 이를 보충하기 위해 리신이 풍부한 콩류를 첨가함으로써 단백질의 질을 영양학적으로 향상시킬 수 있다.

콩류에는 곡류에 풍부한 메티오닌 methionine 이 부족하므로 콩과 곡류를 함께 섭취함으로써 상호보완 작용이 가능하다. 이러한 예로서는 빵과 우유나 밥과 두부 등이 있다.

③ 불완전단백질 Incomplete protein

생명 유지나 성장에 충분한 양의 필수 아미노산을 하나 또는 그 이상 갖고 있지 못한 단백질을 말한다. 두류와 견과류를 제외한 대부분의 식물성 식품에 들어 있는 단백질이 이에 속하며, 대표적인 예로 옥수수의 제인 zein 이나 젤라틴 등이 있다.

단백질의 기능

① 체 구성성분

단백질은 생물체의 몸을 구성하는 대표적인 분자이다. 세포 내의 각종 화학반응의 촉매 역할을 하는 효소, 면역을 담당하는 항체, 신경전달물질, 호르몬의 구성성분이기도 하다. 몸에서 2/3를 차지하는 물 다음으로 많은 양을 차지하는 물질이다.

② 신체기능 조절

단백질은 체액의 균형유지에 관여한다. 단백질 섭취가 부족하면 혈중 알부민 albumin 수치가 감소하여 전신 부종 edema 을 일으킬 수 있다.

단백질은 산과 염기의 양쪽의 역할을 다할 수 있는 조절능력이 있으므로 혈액의 pH를 비교적 일정하게 유지시킨다. 혈액 pH는 7.35~7.45의 약알칼리성 상태가 정상인데, 혈액 속 단백질은 혈액의 산염기 균형을 유지하는 완충제 buffers 역할을 한다. 단백질은 양전하를 띠는 아미노기와 음전하를 띠는 카르복실기를 갖고 있어서 수소이온 H^+ 이나 히드록시기 OH^- 와 결합할 수 있다. 단백질은 혈액의 산염기 균형을 유지하는 완충제의 60%를 차지한다.

식이 단백질의 섭취가 부족하면 체내에서 항체를 충분히 생성하지 못해서 감염성 질환에 취약할 수 있다.

③ 에너지 공급

단백질은 1g당 4kcal의 에너지를 공급해 준다. 탄수화물이나 지질의 섭취량이 부족하면 체단백질을 분해하여 에너지를 생산할 수 있다. 단백질의 분해산물인 아미노산을 이용해 포도당을 만든다. 이것을 당신생 gluconeogenesis 이라고 한다. 당신생은 주로 간에서 일어난다. 단백질을 이용하여 당신생을 할 경우 신체조직의 소모가 일어난다.

단백질의 과잉섭취는 여러 가지 건강 문제를 일으킬 수 있다. 첫째, 단백질은 지방으로 저장되기 때문에 비만을 일으킨다. 단백질 과잉은 콩팥 기능에 문제를 일으키고, 칼슘을 소실하게 하여 골다공증을 야기할 수 있다. 동물성 단백질 과잉 섭취는 대장암, 유방암, 전립선 발생 위험을 증가시킬 수 있다.

(5) 비타민의 종류와 급원식품

비타민은 생명체가 살아가는 데 중요한 역할을 영양소로서 많은 양을 필요로 하진 않지만 체내에서 합성되지 않기 때문에 대부분 음식물을 통해서 섭취해야 한다. 단 비타민 D는 햇빛에 의해 피부에서 만들어질 수 있고, 비타민 B_{12}는 장내 세균에 의해 합성될 수 있다. 비타민은 탄수화물, 지방, 단백질과는 달리 에너지를 생성하지 못하지만 몸의 여러 기능을 조절한다. 비타민은 효소나 효소의 역할을 보조하는 조효소의 구성 성분이 되어서 탄수화물, 지방, 단백질, 무기질의 대사에 관여한다.

효소나 조효소는 화학반응에 직접 참여하지 않기 때문에 소모되는 물질이 아니다. 따라서 비타민의 필요량은 매우 적다. 그러나 소량이라고 하더라도 필요량이 공급되지 않으면 영양소의 대사가 제대로 이루어지지 못한다.

비타민의 종류

비타민은 크게 수용성 비타민과 지용성 비타민으로 나눌 수 있다.

① 수용성 비타민

수용성 비타민은 물에 녹으며 필요 이상 섭취 시 체내 저장되지 않고 소변으로 방출된다. 따라서 매일 필요량을 공급해주지 않으면 비교적 빨리 결핍증세가 나타난다. 종류에는 비타민 B 복합체와 비타민 C 등이 있다.

② 지용성 비타민

지용성 비타민은 기름이나 유기용매에 녹으며 체내 저장이 가능해서 결핍증세가 서서히 나타난다. 따라서 필요량을 매일 공급할 필요가 없다. 종류에는 비타민 A, D, E, K가 있다.

(6) 무기질의 종류와 급원식품

식품이나 생물체에 들어 있는 원소 가운데서 탄소, 수소, 산소, 질소를 제외한 모든 원소를 통틀어 무기질이라고 한다. 무기질은 에너지를 생성하지도 않고 소량만이 체내에 존재하지만, 생물체의 구성 성분으로 세포가 적절한 기능을 수행하는 데 필수적인 역할을 담당한다.

무기질의 종류

무기질은 체내 함량 및 1일 필요량에 따라 다량 무기질과 미량 무기질로 구분한다. 다량 무기질은 일반적으로 1일 필요량이 100mg 이상이다.

① 다량 무기질

다량 무기질의 종류에는 칼슘 Ca , 인 P , 나트륨 Na , 염소 Cl , 칼륨 K , 마그네슘 Mg , 황 S 이 있다.

② 미량 무기질

미량 무기질의 종류에는 철 Fe , 요오드 I , 아연 Zn , 구리 Cu , 망간 Mn , 코발트 Co , 불소 F 가 있다.

(7) 물의 급원과 기능

물은 우리 몸을 구성하는 가장 중요한 성분으로 체내 성분의 2/3를 차지한다. 물은 출생 시 체중의 거의 75%~80%를 차지하고 나이가 들어감에 따라 감소하여 성인의 경우 체중의 50%~60%를 구성한다. 체액의 1~2% 정도가 부족해지면 약간의 인지기능에 장애가 오고, 5~8%가 부족하면 피로감과 어지러움을 느낀다. 10% 이상 체액 손실이 있으면 심각한 의식의 변화가 생기고, 15~20%의 체액 손실이 발생하면 사망할 수 있다.

지방조직은 근육조직보다 물 함유량이 적어서 지방이 많은 사람은 그렇지 않은 사람에 비해 물 보유량이 적다. 일반적으로 여성은 남성보다 지방이 많기 때문에 근육이 많은 남성에 비해 물이 차지하는 비율이 낮다.

물의 급원

인체는 대부분의 수분을 식품과 유료의 섭취로 공급받고, 그 외에 탄수화물이나 지질, 단백질을 체내에서 대사시키는 과정을 통해 부산물로 물을 얻기도 한다. 일반적으로 육류보다는 과일이나 채소가 물을 많이 함유하고 있는데 액체 상태의 우유보다도 많은 양의 물을 함유하고 있다.

하루에 2,000mL의 물을 마실 경우, 침은 하루에 1,500mL 정도 분비되고, 위액은 하루에 2,000mL, 담즙은 500mL, 췌장액은 1,500mL, 장액은 1,500mL가 분비된다. 2,000+1,500+2,000+500+1,500+1,500=9,000mL 소장은 하루에 수분을 8,500mL를 흡수하고, 대장은 하루에 400mL를 흡수하며, 대변으로 약 100mL 정도만 내보낸다. 8,500+400+100=9,000mL 물은 삼투압에 의해 소장벽에서 혈액으로 흡수된다.

물의 기능

① 신체 구성성분

물은 수분 혈액 및 림프액, 분비물 타액 및 위장관액, 배설물 소변과 땀 의 주 구성성분이다. 제지방 fat free mass 에는 70~75%의 수분이 존재하고, 지방조직에는 5~25%만이 존재한다. 따라서 체지방 조성 비율이 높아지는 여성과 노인의 경우 점차 근육량이 감소하면서 체내 수분 함유량이 감소하게 된다.

② 체온조절

우리 몸은 피부를 통해 땀을 배출함으로써 우리 몸의 체온을 일정하게 조절한다. 근육에 글리코겐이 저장될 때 많은 양의 수분과 결합되기 때문에 글리코겐 1g당 약 3g 정도 운동할 때 발생하는 체열을 낮추는 데 도움을 준다. 그러므로 운동할 때는 적절한 수분을 공급하여 체온을 조절하고 운동능력이 저하되는 것을 방지해 주어야 한다.

③ 운반작용

물은 영양소와 노폐물을 녹여 운반하는 매체로써 중요한 역할을 한다. 혈장에 녹아 있는 영양소와 산소는 모세혈관 벽을 통과하여 조직에 공급되고, 조직에서 생성된 노폐물과 이산화탄소는 모세혈관 벽을 통과하여 혈액으로 배출된다. 혈액으로 배출된 이산화탄소는 폐로 이동하여 호흡을 통해 밖으로 나가고, 이산화탄소를 제외한 노폐물은 콩팥으로 배설된다. 과잉의 염분은 피부를 통해 땀으로 배출된다.

④ 윤활제 역할

물은 세포 사이에 존재하여 물질들이 마찰 없이 이동할 수 있도록 윤활제 역할을 한다. 물은 눈, 척추 디스크, 관절연골, 관절활액 등의 주요 성분으로서 외부 충격으로부터 신체를 보호하는 중요한 역할을 한다. 물은 태아를 둘러싸는 양수를 구성하여 태아를 보호하기도 한다. 물은 신경섬유 수초 myelin sheath 의 주 성분으로서 전기자극을 원활하게 한다.

⑤ 전해질 평형 electrolyte balance

전해질 electrolyte 이란 물에 녹아서 전기적 성질을 띠는 양이온과 음이온으로 세포외액에 주로 분포하는 나트륨 Na+ 이온과 세포내액에 주로 분포하는 칼륨 K+ 이온이 가장 대표적이다. 나트륨과 칼륨은 농도 차이에 따라 물에 녹아서 세포막을 자유롭게 이동할 수 있다. 세포막에는 나트륨-칼륨이온 펌프라는 것이 있어서 전해질을 농도차에 역행해서 이동시킬 수 있다.

나트륨-칼륨이온 펌프는 세포 내부와 세포 외부의 전해질을 항상 일정하게 유지하고 있다. 이것을 항상성 homeostasis 이라고 한다. 우리 몸에서 항상성을 유지하는 있는 것은 전해질 외에도 체온, pH, 혈당, 체액의 삼투압 등이 있다. 물은 전해질을 녹이고 전해질을 이동하게 하여 전해질 항상성을 유지하는 역할을 한다.

⑥ 용매작용

물은 몸 안으로 들어온 각종 영양소를 비롯한 다양한 물질들을 녹일 수 있는 용매로 작용한다. 생체 성분의 대부분은 수분에 용해되어 있을 때 활성을 나타내며 이때 수분은 생화학 반응의 매개체로 작용한다. 세포의 내부는 항상 일정한 수분을 갖고 있다. 이러한 세포 수화 cell hydration 는 세포의 부피를 유지하고, 이온과 다양한 용질을 녹여서 세포 대사 · 유전자의 발현 · 세포의 기능을 가능하게 한다.

Chapter 2

제3부 생활습관과 영양

잘못 알고 있는 영양상식

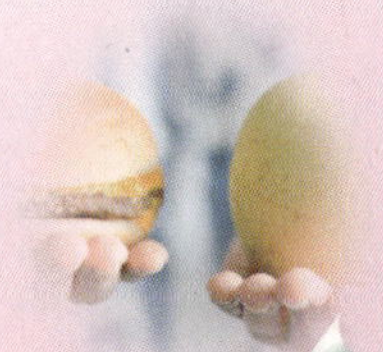

1. 탄수화물에 대한 오해

최근 들어 저탄수화물 고지방 Low Carbohydrate High Fat, LCHF 식이가 유행하면서 탄수화물에 대한 사람들의 반응이 엇갈리고 있다. 마치 탄수화물이 비만의 주범인 것처럼 억울한 누명을 쓰는 시대가 되었다. 과연 그럴까?

식품 열량의 주된 공급원은 탄수화물, 지질, 단백질이다. 전통적인 식사에 의하면 이들 중 탄수화물은 하루 식사량의 55~70%를 차지해야 한다. 탄수화물은 우리 몸을 위하여 필요한 열량을 가장 효율적으로 즉시 제공하기 때문이다. 특히 뇌와 신경계조직 세포들은 특별한 경우를 제외하고 오직 탄수화물만을 에너지원으로 사용한다. 문제는 어떤 형태의 탄수화물을 섭취하느냐에 따라 건강상에 유익이 될 수도 있고 비만의 원인이 될 수도 있다.

현미나 통밀과 같은 곡류나 껍질째 먹는 과일과 채소와 같은 복합탄수화물은 섬유질이 풍부해서 인슐린 민감도 insulin sensitivity 를 높여 주기 때문에 비만을 해결하는 최고의 방법이다. 살을 찌게 만드는 것은 복합탄수화물 자체라기보다는 도정을 통해 단순당의 섭취율이 높아지고 추가로 들어가는 과잉 지방이 문제이다. 풍부한 양의 복합탄수화물과 섬유질이 함유된 과일이나 통곡식 및 채소의 섭취는 혈당조절을 원활하게 하고, 다양한 영양소들이 주는 혜택을 얻을 수 있다.

반면 도정이나 가공된 곡류를 통해 얻게 되는 단순당이나 대표적으로 설탕 섭취는 많은 문제점을 야기한다. 섬유질 없는 단순당을 섭취하면 비만 외에도 고지혈증이 발생할 수 있고, 질병에 대한 저항력이 감소하게 된다. 이러한 단순당은 백설탕, 액상과당, 옥수수 시럽, 우유, 과일 주스 등에 들어 있다. 섬유질은 과일, 채소, 곡류, 견과류와 같이 오직 식물성 식품에서만 발견되며 어떠한 동물성 식품 육류, 우유, 달걀, 치즈 등 에도 존재하지 않는다.

사과를 껍질째 생으로 먹는 방법과 사과 주스로 마시는 방법을 비교해 보자. 무엇을 먹는지도 중요하지만 어떻게 먹는지도 그에 못지 않게 중요하다. 자연 그대로의 사과를 생으로 먹을 때는 섬유질의 작용으로 혈당을 안정적으로 상승시킨다. 자연 그대로의 식품은 섬유질 외에도 다른 미량의 무기질이나 그 외의 다양한 영양소들도 포함하고 있기 때문에 건강에 유익하다.

정제된 단순당은 생리통 premenstrual syndrome, PMS 증세를 악화시키는 것으로 알려져 있으며, 어린이의 인지력이나 지적 능력을 떨어뜨리기도 한다. 또한, 설탕 섭취는 박테리아를 파괴하는 백혈구의 힘을 약화하는 주범이다. 만일 설탕을 12시간 동안 섭취하지 않았을 때, 각각의 백혈구는 평균 14개의 박테리아를 파괴할 수 있었는데 반해, 푸딩 반 컵 정도의 설탕을 섭취하게 되면 각각의 백혈구는 오직 10개 정도의 박테리아만을 제거할 수 있었다. 살균력이 25% 감소된 것이다.

치즈 조각 케이크 한 개나 밀크셰이크 milk shake 한 잔을 먹었을 때의 백혈구의 파괴능력은 매우 손상되어서 오직 한 개의 박테리아만을 제거할 수 있었다. 백혈구의 기능을 90% 이상 떨어뜨리는 것이다.

현대인들은 간식이라는 이름으로 달콤한 설탕의 유혹을 뿌리치기가 힘들다. 설탕으로 인한 면역계의 손상은 정상인의 경우 5시간 동안 지속되었는데, 이렇게 기능이 떨어진 백혈구라고 하더라도 36시간의 단식으로 백혈구의 능력을 다시 상승시킬 수 있다. 몸이 아플수록 금식하거나 하루 이틀 소식을 실천함으로써 이러한 유익을 경험할 수 있다.

여러 연구에 의하면 다양한 암들이 설탕 섭취와 관련이 있다고 한다. 현대인들은 성장 호르몬과 각종 항생제로 키운 육류에 대한 경고에는 귀를 기울이면서 건강에 많은 문제를 일으키고 있는 설탕에는 너무 관대한 편이다.

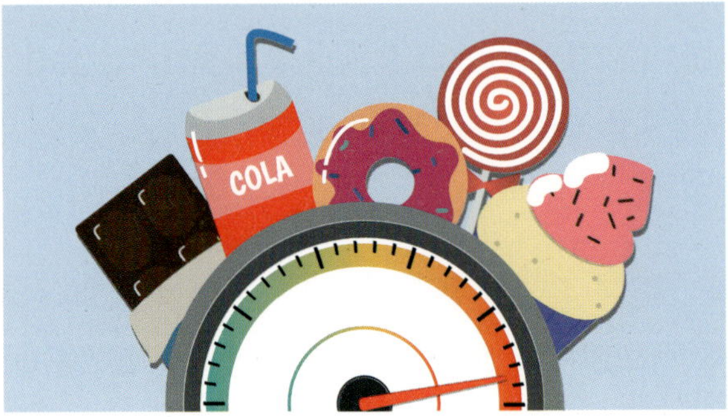

그림 8-1 음식 속에 숨겨진 설탕

2. 인공감미료

설탕이 건강상에 많은 문제점을 야기한다면 칼로리가 전혀 없는 인공감미료는 어떨까? 청량음료부터 다양한 간식류들에 설탕을 대신해서 인공감미료가 사용되고 있다. 예를 들어 뉴트라스위트 NutraSweet 는 합성 아미노산인 아스파테임 aspartame 이라는 상품명이다. 이것은 소량으로도 설탕 맛을 낼 수 있다.

50~69세의 여성 75,000명을 대상으로 한 연구에서, 인공감미료를 섭취한 사람들은 그렇지 않은 사람들에 비해 시간이 지날수록 체중이 더 증가하는 것으로 조사되었다. 또 다른 연구에서는, 30명의 지원자들을 대상으로 2주일 동안 매일 다이어트 소다를 4개씩 마시게 했다. 그 결과 일반 설탕을 가미한 청량음료를 마셨을 때보다 다이어트 소다를 마신 후 식품섭취량이 더 늘어나 결국 체중이 증가했다.

이 연구를 진행한 마이클 토르도프는 인공감미료가 공복감과 식욕을 더 자극한 것이 체중증가의 원인이라고 설명했다. 인공감미료는 단것에 대한 욕망을 더 증가시킨다. 설탕이나 인공감미료에 익숙한 우리의 입맛을 바꾸어야 한다.

어떻게 바꿀 수 있을까? 잘 익는 과일을 껍질째 먹는 습관이 도움이 된다. 과일이 갖고 있는 자연 그대로의 단맛과 적절하게 결합되어 있는 섬유질이 우리의 미각을 회복시킬 것이다.

3. 육류와 단백질의 신화

(1) 채식과 단백질

다이어트나 건강상의 이유로 채식을 시작하게 되면 가장 우려하는 것이 단백질 섭취량이 부족하지 않을까 하는 염려이다. 1950년대와 1960년대에 하버드대학과 로마린다대학이 공동실시한 연구에서 하딩과 스테어 박사는 순수한 채식인들의 식단을 분석한 결과 단백질의 양이 충분하다는 것을 밝혀냈다.

코넬 대학교의 영양 생화학과 교수인 콜린 캠벨 Collin Campbell 박사는 고단백질 식이와 육류위주의 식사가 건강에 미치는 영향에 대한 방대한 연구로 유명하다. 그는 중국-코넬-옥스퍼드 프로젝트 China-Cornell-Oxford Project 를 통해서 고단백질 위주의 식이와 건강에 관한 연구를 통해 단백질 섭취량을 낮출수록 건강에 더 이롭다는 것을 발견하였다. 1996년 7월에 발행된 「새로운 세기의 영양 New Century Nutrition」이라는 선상서신에서 캠벨 박사는 유명한 예일 대학교 교수였던 러셀 치텐덴 Russel Chittenden 이 실시한 연구를 소개하고 있다.

1990년대 초에 치텐덴 교수는 육류와 고단백 식품이 최적의 능률을 이루는 데에 꼭 필요한지에 관한 연구를 실시하였다. 연구대상자들은 잘 훈련된 운동선수들이었다. 연구의 시작 단계에서 이 운동선수들은 모두 전형적인 육류 위주의 식사를 하고 있었지만, 치텐덴 교수는 5개월 동안 식물성 위주의 식단으로 전환시켰다. 그 결과 5개월이 지난 후 실시한 체력수치 fitness level 에서 5개월 전보다 35%가 향상되었다. 캠벨 박사는 "오직 식사 패턴의 변화만으로 이런 놀라운 결과를 얻을 수 있었다."라고 언급했다.

그렇다면 왜 대부분의 사람들은 단백질에 관해 잘못된 믿음을 갖게 되었을까? 그러한 미신은 1839년에 단백질이라는 영양소가 처음 발견된 시점부터 시작되었다고 보는 견해가 많다. 그 당시에는 단백질이 단세포동물에서부터 사람에게 이르기까지 모든 형태의 생명체에 필수적인 영양소로 알려져 있었다.

웹스터 사전에 따르면 단백질 protein 이라는 단어의 그리스 어원인 'protos'는 '첫째'라는 의미이다. 즉, 모든 영양소들 중에서 가장 중요하다는 뜻이다. 19세기에는 단백질과 육류가 거의 동의어처럼 사용되었다.

이러한 생각은 100년 넘게 지속되었고, 오늘날 많은 사람들이 여전히 단백질과 동물성 식품을 동일시하고 있다. 누군가 '단백질'에 대한 말하면 '고기'를 제일 먼저 떠올리게 된 것이다.

(2) 필수 아미노산

단백질 중에서도 동물성 단백질이 식물성 단백질보다 우수하다는 믿음의 근거에는 '필수 아미노산 essential amino acids '이 있다. 인체는 생명과 건강에 필요한 단백질을 구성하기 위해 20개의 아미노산을 사용한다. 이 중 성인의 경우 9개의 아미노산은 체내에서 합성할 수가 없어서 반드시 식품으로 섭취해야 하기 때문에 '필수 아미노산'으로 분류하고 있다. 동물성 단백질의 경우 '9개의 필수 아미노산'이 다 들어 있기 때문에 동물성 단백질이 식물성 단백질보다 더 우수하다는 인식이 강하다. 그렇다면 실제 연구결과에서도 같은 결과를 얻었을까?

아래의 그림은 열한 가지 식물성 식품에 포함된 '필수 아미노산' 함량을 보여준다. 그림의 맨 우측에는 하루 권장량이 표시되어 있는데, 열한 가지 식품 모두에서 권장량보다 더 많은 필수 아미노산이 들어 있음을 확인할 수 있다. 결국, 식물성 단백질을 섭취해도 단백질 부족은 발생하지 않는다. 오히려 동물성 단백질 위주로 식단을 구성하게 되면 단백질 과잉을 초래할 수 있다.

다만, 목록에서 과일은 하나도 없다는 것을 주목하자. 과일은 채소보다 단백질을 더 적게 함유하고 있으며 어떤 종류의 과일을 한 가지만 먹었을 경우 필수 아미노산이 충분치 않을 수도 있다.

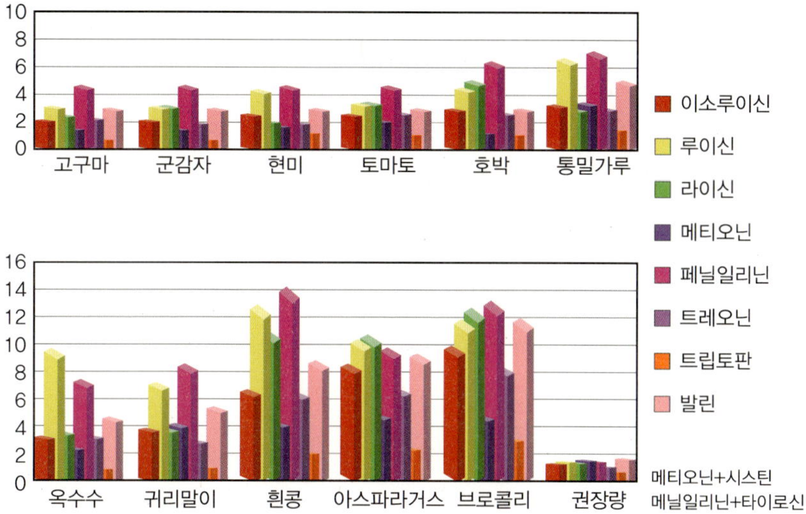

그림 8-2 채소류의 필수 아미노산 함유량(g)

(3) 골다공증과 단백질

식물성 식품 대신 동물성 식품으로부터 단백질을 섭취할 경우 우려해야 할 건강상의 문제는 무엇이 있을까? 많은 연구에서 과잉 단백질, 특히 동물성 단백질 섭취가 골다공증의 위험률을 높인다고 한다. 골다공증은 전 세계적으로 50세 이후 여성 3명 중 1명이 걸릴 정도로 흔한 질병이다. 45세 이후 발생하는 골절 중 약 70%는 골다공증과 관련되어 있으며, 폐경 후 절반 정도의 여성이 골다공증으로 인한 골절 때문에 고통을 받고 있다.

이러한 골절은 삶의 질을 상당히 저하시키며 장기간 병상에 누워 지내게 될 때 폐렴과 같은 합병증을 불러와서 조기 사망할 수도 있다. 연구에 따르면 골반 골절이 발생한 다음 해에는 사망률이 15~20% 증가한다고 한다.

많은 연구에서 동물성 단백질 섭취가 골다공증의 위험률을 높이는 이유가 육식으로 인한 뼈의 칼슘 소실 때문이라고 설명한다. 특히 위스콘신 대학교에서 실시한 연구는 단백질 과잉섭취가 뼈의 건강에 어떻게 영향을 주는지를 잘 보여

주고 있다. 이 연구에서는 건강한 성인 남성들에게 균형잡힌 식사를 약 4개월 동안 제공했다. 이 기간 동안 그들은 매일 칼슘을 1,400mg 섭취하였다. 이 정도의 칼슘은 여성의 하루 섭취권장량보다도 많은 양이다.

연구기간 동안 실험대상자들을 두 그룹으로 나누어서 단백질 섭취량을 다르게 했다. 한 그룹은 하루 동안 단백질 섭취량을 48g으로 했고, 다른 그룹은 141g이었다. 참고로 미국 농림성에서 나온 통계 자료에 따르면, 미국인들의 하루 단백질 평균섭취량은 105g으로, 한 그룹은 평균보다 적은 양의 단백질을, 다른 한 그룹은 평균 이상의 단백질을 섭취한 것이다.

실험 결과는 흥미로웠다. 하루 48g의 단백질을 섭취한 그룹에서는 체내 칼슘 저장량이 하루 평균 10mg 증가했고, 하루 141g의 단백질을 섭취한 그룹에서는 체내 칼슘저장량이 하루 평균 84mg 감소했다.

1981년 린크스윌러와 그의 동료가 시행했던 후속 연구에서는 실험대상자들을 세 그룹으로 나누고, 단백질 섭취량을 48g, 95g, 141g으로 한 뒤에 세 그룹 모두 칼슘 섭취량을 1,400mg으로 동일하게 제공했다. 연구자들은 각 집단 참가자들의 소변과 대변으로 배출되는 칼슘의 양을 측정함으로써 결과를 비교했다. 이 결과는 아래 그림에 잘 나타나 있다.

하루에 단백질을 141g 먹는 집단은 하루 평균 70mg의 칼슘 손실이 있었다. 그렇다면 이 칼슘은 도대체 어디서 왔을까? 바로 뼈 저장분에서 온 것이다. 체내 칼슘의 99%는 뼈 속에 있기 때문이다. 과잉의 단백질 섭취는 충분한 칼슘을 섭취함에도 불구하고 매일 체내에서 칼슘을 빼내고 있었던 것이다.

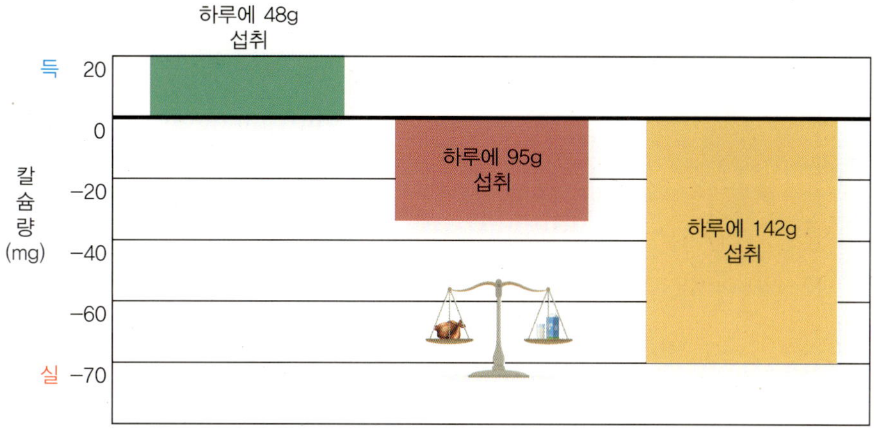

그림 8-3 고단백질 식이와 체내 칼슘 소실

이러한 실험들 외에 골다공증에 대한 국제적인 연구에서도 같은 결과를 얻을 수 있었다. 저명한 헥스티드 박사 Dr. D.M.Hegsted 는 칼슘 섭취량이 많은 국가에서 골다공증 발병률이 더 높다고 지적했다. 그는 16개 국가의 골반 골절 발생률과 평균 칼슘 섭취량을 살펴보았는데, 그 결과는 그림 8-4에 잘 나와 있다.

이들 국가들은 칼슘 섭취량의 순서에 따라 오름차순으로 표시되어 있다. 일반적으로 칼슘 섭취량이 많을수록 골다공증 발생률이 더 높아지는 경향을 볼 수 있다. 칼슘의 평균 섭취량이 하루 900mg 이하인 첫 7개 국가는 10만 명당 골반 골절이 100건 이하였다. 이에 반해 나머지 9개 국가 중 7개 국가는 칼슘을 900mg 이상 섭취하였는데 인구 10만 명당 골반 골절은 100건 이상으로 조사되었다.

이 관점에서 훌륭한 사례가 알래스카 에스키모인이다. 위스콘신 대학교의 연구자 리처드 마제스와 와렌 마터는 40세 이상 에스키모인들의 골밀도를 측정하였는데, 같은 나이의 백인들에 비해 10~15% 이상 골 소실이 있는 것으로 확인하였다. 에스키모인들은 많은 양의 생선을 뼈째 먹으며 하루 2,500mg의 칼슘을 섭취한다. 그들이 많이 먹는 생선이나 물개 및 고래 등에는 칼슘 외에도 동물성 단백질 함량도 높았다. 이들은 평균적으로 하루에 250~400g의 고단백질 식사를 하고 있다.

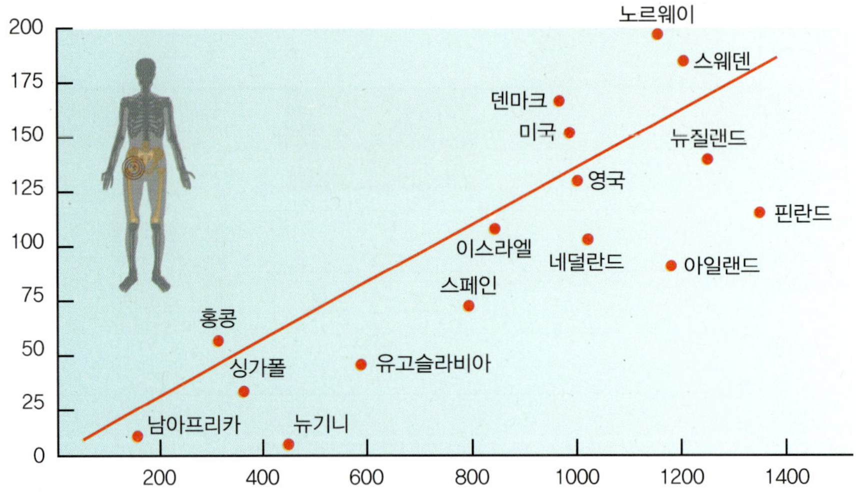

그림 8-4 칼슘 섭취량과 대퇴골 골절의 상관관계

이 실험을 진행한 연구자들은 "중년기 에스키모인들의 높은 골 소실은 그들의 육식 때문"이라고 결론지었다. 유사한 많은 연구들을 통해 밝혀진 것은 골다공증이 일반적으로 알려진 것처럼 식사의 칼슘부족과는 관련이 없다는 것이다. 오히려 더 큰 문제는 지나치게 많은 단백질 섭취가 과량의 칼슘 손실을 야기한다는 것이다.

(4) 육식과 골 소실

육식과 고단백 식사가 골 소실과 골다공증의 위험을 증가시키는 이유는 무엇일까? 동물성 단백질에는 메치오닌과 같이 황을 포함한 아미노산이 많다. 황 함유 아미노산의 대사과정에서 황산염 sulfate 이 만들어지고 황산염은 혈액을 산성화한다. 혈액의 산성화를 막기 위해 인체는 뼈로부터 그 구성성분인 알칼리성 탄산칼슘 CaCO3 을 빼내어 혈액을 중화한다.

이 중화과정에서 뼈에서 칼슘이 많이 빠져나오게 되고 칼슘은 소변으로 배출된다. 동물성 단백질의 과잉 섭취는 골다공증 위험률을 증가시킬 수 있다.

(5) 골다공증 예방법

골다공증의 위험요인들에는 육류와 고단백 식사 외에도 불충분한 햇빛 노출 비타민 D 부족, 알코올 섭취, 카페인 섭취, 규칙적인 운동 부족 등이 있다. 골다공증을 예방하기 위해서는 식물성 식품 위주의 칼슘이 풍부한 식사가 권장된다. 왜냐하면, 식물성 단백질의 높은 섭취는 골다공증이나 뼈의 골절과 관계가 없기 때문이다.

칼슘이 풍부하게 포함된 식물성 식품에는 대두와 녹황색 채소가 있다. 녹색 야채류는 암을 예방하는 성분도 들어 있다. 우리는 식물성 식품으로부터 적당한 칼슘을 얻을 수 있다. 이들 식물성 식품은 단백질 함량이 적기 때문에 우리 뼈에서 칼슘을 빼내는 일이 없다.

식품항목	양	칼슘(mg)
귀리가루	1컵	19
렌틸	1컵	38
퀴노아	1컵	102
황색 숨누	1컵	115
민들레	1컵	147
겨자류 잎	1컵	152
구운 콩류	1컵	154
참깨(말린 것)	2수저	176
검은 당밀	1수저	176
케일	1컵	179
순무잎	1컵	249
헤즐넛(말린 것)	1컵	254
풋콩	1컵	261
무화과(말린 것)	10)	269
전유	1컵	290
아마란스	1컵	298
탈지유	1컵	301
콜라드	1컵	357
케롭가루	1컵	358
흰명아주	1컵	464

그림 8-5 식물성 식품의 칼슘 함유량

(6) 우유와 시금치(칼슘/인산 비율)

식품 속에 들어 있는 칼슘의 양만 중요한 것이 아니라 섭취한 칼슘이 얼마나 잘 흡수되는지도 중요하다. 사실 시금치 반 컵에 들어 있는 칼슘의 양 277mg 보다 우유 한 컵에 들어 있는 칼슘의 양 290mg 이 더 많은 것이 사실이다.

우유는 칼슘 성분이 높지만, 인체의 소장을 통해서는 60~80% 정도가 흡수되지 않는다. 퍼듀 대학의 위버 박사 C.M. Weaver 와 그 동료들은 일반적으로 인간의 소장은 우유의 칼슘보다 식물성 식품에서 더 많은 칼슘을 흡수한다는 것을 관찰했다. 녹색 엽채류와 같은 식물성 식품의 칼슘 흡수율이 높은 이유는 인 함량이 낮기 때문이다. 인과 칼슘의 비율이 두 배 이상인 식사는 동물 실험에서 골 손실을 증가시켰다.

인의 함량이 높을수록 칼슘 배설을 증가시키기 때문에 칼슘 흡수율을 높이기 위해서는 칼슘의 양을 인의 양만큼은 섭취해야 한다. 특히 육류와 유제품은 인의 함량이 높기 때문에 뼈 건강을 위해서는 이 두 식품군을 멀리할 필요가 있다.

식품항목	칼슘(mg)	인산(mg)	칼슘/인산 비
다이어트 펩시 1컵	0	41	〈 0.1
스테이크 90g	6	198	〈 0.1
소금절인 햄 100g	8	279	〈 0.1
데시앙 연어 90g	14	237	〈 0.1
감자 90g	4	43	0.1
메기 100g	39	234	0.2
날두부 반 컵	258	239	0.3
저지방 우유 1컵	301	248	1.2
우유 1컵	290	228	1.3
참깨 1술	88	57	1.6
모유 1컵	79	34	2.4
시금치 반컵	277	91	3.0
겨자류 잎 1컵	152	36	4.2
순무 반컵	194	44	4.4
케일 1컵	179	36	4.9
렙스쿼터스 1컵	464	81	5.7
콜라드 1컵	357	46	7.8

그림 8-6 특정 식품의 칼슘/인산 비

4. 우유에 대한 미신

(1) 유아에게는 엄마의 항체가 필요하다

우유와 관련된 문제에 대한 과학적 연구는 우유 섭취와 유아 사망률을 조사했던 1930년대까지 거슬러 올라간다. 연구자들은 항생제 발견 전에 시카고에서 유아 2만 명을 대상으로 연구했는데, 한 집단의 아기들은 모유를 먹였고 다른 한 집단은 끓인 우유를 먹였다. 그 결과는 그림 8-7과 같다.

오늘날의 연구결과도 인공수유나 우유보다 모유 수유를 더 지지하고 있다. 인공수유나 우유를 먹는 아기들은 오직 모유만 먹는 아기에 비해 80% 정도 설사를 더 자주 하고, 70% 정도 귀 감염에 더 잘 걸린다고 한다. 이러한 모유의 이점은 우유보다 상대적으로 낮은 인 함유량 때문이다. 인은 칼슘의 흡수를 더욱 어렵게 하는데, 아기는 인이 풍부한 우유보다 인이 적게 함유된 모유에서 더 많은 칼슘을 흡수할 수 있다.

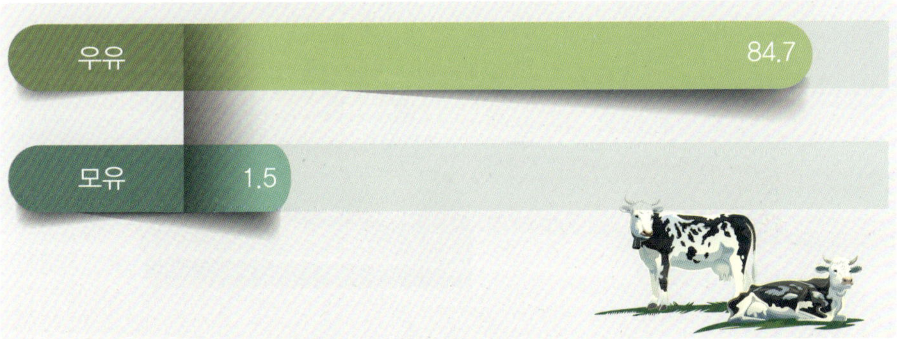

그림 8-7 우유로 인한 높은 영아사망률

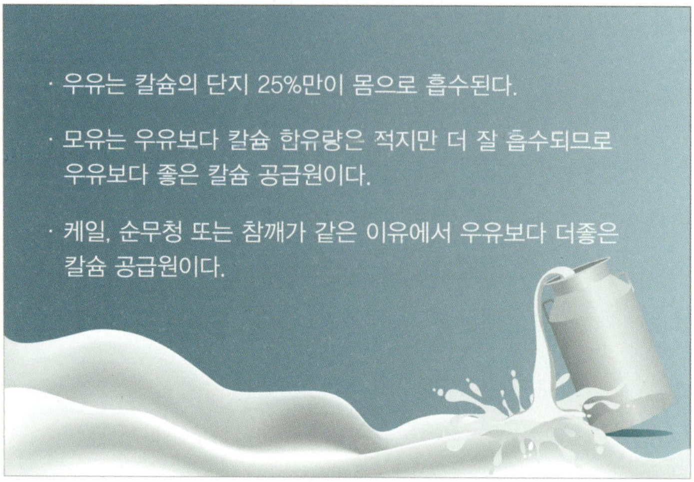

그림 8-8 우유의 낮은 칼슘 흡수율

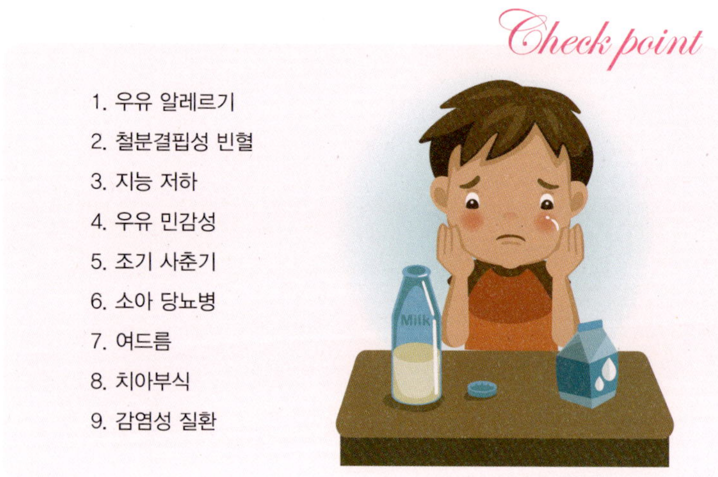

Check point
1. 우유 알레르기
2. 철분결핍성 빈혈
3. 지능 저하
4. 우유 민감성
5. 조기 사춘기
6. 소아 당뇨병
7. 여드름
8. 치아부식
9. 감염성 질환
Milk

그림 8-9 우유 섭취와 아동기 건강상 문제점들

존스 홉킨스 의대의 소아과 교수인 프랭키 오스키 Dr Oski, Frank A. 박사는 우유의 위험에 대하여 강력하게 문제를 제기하는 사람들 가운데 한 명이다. 오스키 박사는 〈우유를 마시지 말라 Don't drink your milk〉라는 책의 저자이기도 하다. 아마도 우유와 관련된 가장 광범위한 건강 문제를 다루고 있는 책이라고 할 수 있다.

우유 알레르기

우유 섭취와 관련해서 첫 번째로 대두되는 문제는 우유 알레르기이다. 알레르기와 천식은 현대로 올수록 심각하게 대두되고 있는데, 우유를 먹지 않는 아기는 우유를 먹는 아기보다 알레르기가 훨씬 적다. 모유는 유아의 면역체계를 강화하여 알레르기 질병의 예방을 돕는 것으로 알려져 있다.

넬슨의 소아과 교과서에는 "유아의 소화기계 식품 알레르기의 중요한 원인인 우유 단백질에 모든 주의를 집중해야 한다."라고 기술되어 있다. 우유와 카세인 우유 단백질 관련 알레르기는 여러 양상으로 나타난다. 구강 궤양, 설사 또는 변비, 항문 출혈, 구토, 자주 반복되는 코 막힘, 발진, 재발하는 기관지염 등이 있다. 아이의 건강을 위해서 수유를 하는 엄마의 식단에서도 우유를 제외시켜야 한다. 엄마가 섭취한 우유 단백질이 모유로 들어갈 수 있기 때문이다.

우유와 철분 결핍성 빈혈

철분 결핍성 빈혈은 우유 단백질에 대한 부적응에서 온 결과이다. 미국 유아들의 심각한 철분 결핍을 보면, 3분의 1에 해당하는 아기들이 전지우유 속에 있는 단백질 때문에 생긴 장내출혈이 원인이다. 우유 단백질에 노출되면 소장 벽 세포들은 벗겨져서 적은 양의 출혈이 일어나고, 출혈에 의해 철분이 소실된다. 이때 우유는 철분을 대신하는 데 도움이 되지 않기 때문에 문제는 더 복잡해진다. 우유에 들어 있는 철분의 양은 모유에서 발견되는 철분 양의 5분의 1 정도에 불과하다.

우유와 지능 저하

미국소아과학회지는 철분 결핍에 대해 의미 있는 메시지를 발표했다. "아동기 초기에 철분 결핍은 장기적인 행동의 변화를 일으킬 수 있고, 이러한 변화는 충분한 양의 철분을 보충하더라도 회복이 안 될 수 있다." 예를 들면, 조제분유나 우유로 자란 미숙아는 모유로 자란 미숙아보다 IQ가 8~10 정도 낮다.

철분 결핍 외의 요인은 우유와 관련된 지능손상이다. 크록 박사는 우유 알레르기 현상 중 '학습 장애'를 명시했다. 지능 저하의 또 다른 이유는 우유나 우유로 만든 조제분유의 오메가-3 지방산 부족으로 보고 있다. 오메가-3 지방산은 두뇌성장과 발달에 필수적이다.

우유 민감성

우유 민감성 관련 문제들은 상대적으로 흔한 증세들이고, 여러 요인들과 관련이 있다. 그래서 우유만 유일하게 이런 문제를 일으킨다고 지목하기는 어렵다. 하지만 만성 피로 증후군이나 두통, 근육통, 과잉행동, 그리고 야뇨증 등의 증세가 있을 때 일정 기간 우유 및 유제품 사용을 중단해 보는 것은 좋은 시도라고 할 수 있다. 실제로 8세에서 10세 사이의 남자 어린이들이 야뇨증이 많은데 낙농제품 사용을 중단했을 때 야뇨 증세가 멈춘 사례는 주위에서 흔히 볼 수 있다. 또한 만성적인 이비인후과적 문제가 있는 어린이들이라면 유제품 민감성을 갖고 있을 확률이 높기 때문에 한시적으로 섭취를 중단하고 경과를 관찰해 보는 것이 좋다.

우유와 소아 당뇨병

우유는 유전적 소인이 있는 어린이의 경우 제 1형 당뇨병을 유발할 수 있다. 우유에는 BSA Bovine Serum Albumin: 소 혈청 알부민 가 들어 있는데, BSA로부터 만들어지는 ABBOS 펩티드가 면역반응을 유도한다. ABBOS 펩티드는 인체에서 항체를 만들게 하는 항원으로 작용한다. ABBOS 펩티드와 췌장의 베타세포 표면 단백질 pancreatic beta-cell surface protein 은 유사한 항원성을 갖고 있어 ABBOS 펩티드에 의해 생성된 항체가 베타세포를 공격하게 된다. 항체에 의해 베타세포가 파괴되면 췌장은 인슐린을 더 이상 만들 수가 없다.

우유에 들어 있는 특정 단백질이 자가면역반응을 일으켜 소아 당뇨병을 발생시킬 수 있다는 주장은 오래 전부터 제기되어 왔다.

이 분야의 관련 연구를 진행한 카자레이넴 박사는 "우리는 소아 당뇨 예방을 위한 놀라운 전략을 밝혀냈다. 만일 우리가 옳다면, 이것은 이 끔찍한 질병에 종말을 고하게 될 것이다."라고 말했다. 카자레이넴 박사의 전략이란 모든 유전적 소인이 있는 환자들의 식사에서 우유를 제거하는 것이다.

우유와 여드름

우유는 고지방 식품으로 전지우유의 경우 열량의 50%를 지방이 차지하고, 크림치즈의 경우 열량의 90%를 지방이 차지한다. 프랭크 오스키 박사의 연구에 따르면 우유 섭취를 중단했을 때 여드름이 없어졌다고 보고하였다. 오스키 박사는 우유와 여드름의 관계를 다음과 같이 설명한다. 임신한 젖소들이 우유 속에 프로게스테론 progesterone 을 분비하는데, 이 프르게스테론이 남성 호르몬 안드로겐 으로 전환되면서 여드름을 증가시킨다는 것이다.

우유와 충치

우유 및 유제품은 충치 발생의 위험요인이 될 수 있다. 어린이들의 건강을 위협하는 여러 가지 감염성 질환의 원인도 유제품일 수 있다.

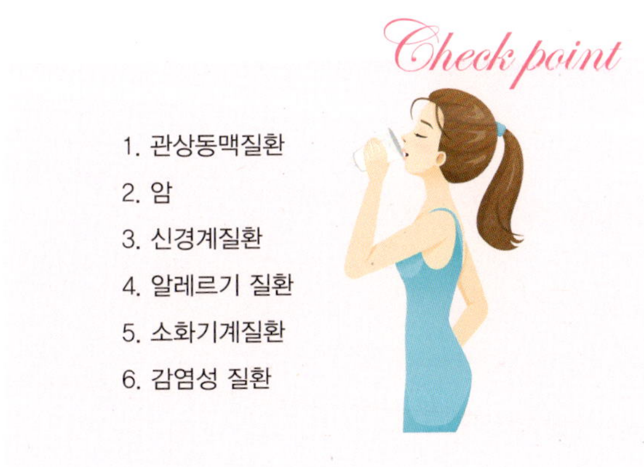
Check point
1. 관상동맥질환
2. 암
3. 신경계질환
4. 알레르기 질환
5. 소화기계질환
6. 감염성 질환

그림 8-10 우유섭취와 성인 질병

(2) 성인의 유제품 관련 질병들

우유와 관상동맥 질환

일반적으로 관상동맥 질환을 예방하거나 치료하기 위해서는 탈지유나 1% 저지방 우유가 좋다고 생각하지만, 1990년대 실시된 연구에 의하면 심장질환을 치료하기 위해서는 식단에서 우유를 완전히 제거하는 식습관이 가장 좋다고 한다. 우유는 탈지유이든 1% 저지방 우유이든 종류와 상관없이 모두 카세인과 콜레스테롤을 포함하고 있기 때문이다.

우유와 암

미보건협회의 데이비드 로즈 박사와 그의 동료들은 각종 암으로 인한 국가별 사망률을 검토했는데, 육류와 우유 섭취량이 많은 나라일수록 유방암 발병률이 높게 나왔다. 전립선암과 난소암도 역시 우유 소비량과 관련이 있었다. 이탈리아의 라 베치아와 그의 동료들은 전립선암에 걸릴 위험이 우유 섭취량과 비례함을 확인했다. 결국, 우유를 많이 마시는 사람일수록 암에 걸릴 위험률이 높아진다. 구체적으로 하루에 우유를 한두 컵 마실 경우에 전립선암에 걸릴 위험률은 20%가 증가한다. 그런데 우유 섭취량이 하루에 두 컵을 넘게 되면 전립선암의 위험률은 400%로 치솟는다. 스페인에서 진행된 또 다른 연구에 의하면 유제품 섭취가 직장암에 걸릴 위험률을 3배나 증가시켰다고 한다.

우유와 신경계 질환

근위축성 축삭경화증 Amyotrophic Lateral Sclerosis: ALS 이라는 매우 심한 신경성 질환이 있다. 이 병에 걸렸던 유명한 야구선수의 이름을 따서 루게릭병으로도 알려져 있다. ALS는 점차적으로 마비증상을 일으키는데, 진단 후 4년 이내에 대부분 사망하고 20%는 10년까지 생존할 수 있다. ALS의 원인은 아직 모른다. ALS환자의 5~10%는 부모로부터 유전이 되고, 나머지는 환경적 요인과 유전적 소인이 함께 관여하는 것으로 알려져 있다. 역학조사에 의하면, 유제품을 통해 감염된 병원체가 ALS와 관련이 있을 수 있다고 한다.

다발성 경화증 Multiple Sclerosis: MS 은 뇌와 척수의 신경세포를 감싸고 있는 수초 myelin 가 손상되어서 감각이상, 근무력, 시야혼탁, 통증, 우울증 등 다양한 증상을 동반하는 신경계 질환이다. 수초가 손상되는 기전으로 면역계의 공격 자가면역 이나 바이러스 감염의 가능성이 제기되고 있으나 아직 그 원인은 명확하지 않다. 1974년, 영국의 저명한 의학 학회지 란셋 Lancet 에 발표된 역학연구에 따르면 유아들의 뇌 발달 시기에 섭취한 우유가 MS의 발병과 관련이 있을 수 있다고 한다.

우유와 알레르기/소화기계 질환

유제품은 성인기에 나타나는 여러 질병과 관련이 있을 수 있다. 아동기의 알레르기가 유제품과 관련이 있음은 이미 잘 알려진 것처럼 성인기에서도 발생할 수 있다. 이미 언급한 유당 불내증도 마찬가지이다. 유당의 흡수 불량이 원인이 된 상당수의 어린이가 소화기계 질환에 문제가 있는 것처럼 성인에서도 같은 문제가 발생되고 있다.

우유와 감염성 질환

우유 속에는 많은 종류의 오염물질이 들어 있을 수 있다. 젖소의 혈액에 무엇이 들어 있든지 그것이 우유에 그대로 나타나게 된다. 불행하게도 그 속에는 풍미 이상의 박테리아, 호르몬, 살충제 등이 들어 있을 수 있다.

감염성 병원체는 우유를 통해 쉽게 전염될 수 있다. 이런 병원체는 박테리아와 바이러스를 포함하고 있다. 대부분의 소비자들이 저온살균 우유는 질병을 일으키는 모든 병원체가 제거된 것으로 믿고 있지만, 이것은 사실과 다르다. 비록 저온살균 우유가 생우유보다는 안전하겠지만, 저온살균은 우유를 완전히 멸균시키지는 못한다.

완전한 멸균은 적어도 100°C에서 상당히 긴 시간을 필요로 하는 데 반해, 저온살균은 72°C의 온도에서 15초 동안만 열을 가해준다. 그러므로 이것은 단순히 잠재적인 감염성 균의 숫자만 줄인 것이지 완전히 제거시킨 것은 아니다.

저온살균 과정을 통해서도 세균이 살아남는 것처럼 많은 바이러스 또한 살아남는다. 여러 연구를 통해서, 저온살균 후에도 발과 구강의 질병을 일으키는 바이러스가 그대로 남아 있는 것으로 조사되었다. 어떤 바이러스들은 저온살균에 대해 내성을 가지고 있는데 예를 들어 말로니 백혈병 바이러스, 루스사코마닭의 닭 육종 바이러스, 라우쳐백혈병 바이러스, 소의 파팔로마 유두종 바이러스 등이다. 이러한 바이러스들은 끓이면 파괴되지만 저온살균으로는 파괴되지 않는다.

식중독은 치즈로도 발생된다. 1989년에 발생한 살모넬라 식중독으로 미네소타, 위스콘신, 미시간, 뉴욕에서 적어도 164명이 식중독에 걸렸는데, 원인은 오염된 모짜렐라 치즈 때문이었다. 더 놀라운 점은 이런 종류의 감염이 몇 개의 세균만으로도 가능하다는 것이다.

모짜렐라 식중독에서는 1온스의 치즈에서 살모넬라 균주가 단지 2개 이하만이 발견되었다. 표면상으로는 심각해 보이지 않는 유제품도 우리가 생각하는 것보다 더 심각한 식중독을 일으킬 수도 있다. 많은 감염성 질환이 우유로부터 유래되는데 살모넬라나 연쇄상구균 같이 흔한 것에서부터, 잘 알려지지 않은 브루셀라에 이르기까지 광범위하다.

이런 광범위한 감염성 질환 때문에라도 우유를 계속 마시려는 사람은 멸균을 해야 한다. 끓여서 마시는 것이 가장 간단한 방법이다. 끓인 우유 맛을 싫어하는 사람도 있지만, 이 멸균 과정만이 감염성 질환의 위험을 감소시킬 수 있다.

그러나 끓이는 방법이 모든 위험을 예방할 수는 없다. 동물로부터 오는 질병 중에서 가장 무서운 것이 크로이츠벨트 야콥병이다. 인간에게 전염되는 한 가지 경로는 '광우병'에 걸린 소로부터 프리온 prion 이 인간으로 옮겨지는 것이다.

이 프리온은 살아 있는 미생물이 아니고, 물의 끓는 점보다 더 높은 온도에서도 견딜 수 있다. 그리고 프리온은 감염된 엄마로부터 모유를 통해서 아기에게 전염될 수 있다.

우유 속 항생제

요즈음 우유에서 항생제가 흔히 발견된다. 1950년대 초기부터 가축의 감염을 예방하고 성장을 촉진시키기 위해서 페니실린이나 테라마이신을 가축 사료에 첨가해 사용해 왔다. 항생제는 병든 소를 치료할 때도 사용된다. 항생제를 중단한 후에도 젖소의 몸에는 일정기간 약물이 남아 있을 수 있고, 우유에도 있을 수 있다.

항생제 사용은 두 가지 문제를 일으킬 수 있다. 첫째, 가축에 널리 사용되고 있는 항생제가 항생제 내성균을 만든다는 것이다. 만약 내성균이 가축과 사람에게 감염을 일으킨다면 세균을 없앨 수 있는 치료제가 없게 된다. 둘째, 우유에 잔류하고 있는 항생제가 사람의 몸 속으로 들어올 경우, 이 항생제가 인체에 영향을 미칠 수 있다. 항생제 외에도 우유 속에서는 여러 종류의 오염물질들이 있다.

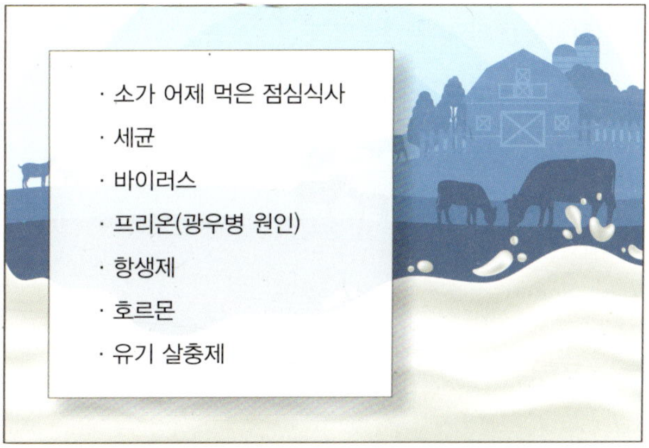

그림 8-11 우유 속에서 발견되는 오염물질들(7가지)

(3) 우유 대체품

아침 식사에 시리얼과 함께 사용할 수 있는 우유 대체품들이 많이 있다. 두유, 귀리, 감자, 쌀, 아몬드로 만든 식물성 제품이 바로 그것이다. 이런 식물성 제품들은 낮은 인 함량으로 인해 오히려 칼슘 흡수율이 우유보다 높다.

유제품 종류(한 컵당)	단백질(g)	칼슘(mg)	인산
비타소이(두유)	9	80	-
우유	8	290	228
강화 우유	6	300	250
모유	3	79	34
쌀로 만든 우유	1	300	150

그림 8-12 유제품들의 영양비교

"깨끗한 공기, 햇빛, 절제, 휴식, 운동, 적당한 식사, 물의 사용, 하나님의 능력을 의지하는 것, 이것들이야말로 참된 치료제이다. 모든 사람은 자연계의 치유력에 대한 지식을 알고 그것을 적용하는 방법을 알아야 한다. 환자의 치료에 속한 원칙들을 이해하고 이 지식을 올바르게 이용할 수 있는 실제적인 훈련을 하는 것은 매우 중요하다."

– 치료봉사, p.115–

NEWSTART 건강법

NEWSTART 건강법이란, 글자 그대로의 뜻은 '새 출발'을 의미하며, 여덟 가지 건강 원칙에 기초한 생활습관을 통해 건강개혁을 향한 새로운 출발을 하자는 뜻이다. 여덟 글자가 나타내는 뜻은 다음과 같다.

- Nutrition(건강식)
- Exercise(운동)
- Water(물)
- Sunlight(햇빛)
- Temperance(절제)
- Air(공기)
- Rest(휴식)
- Trust in God(하나님을 신뢰)

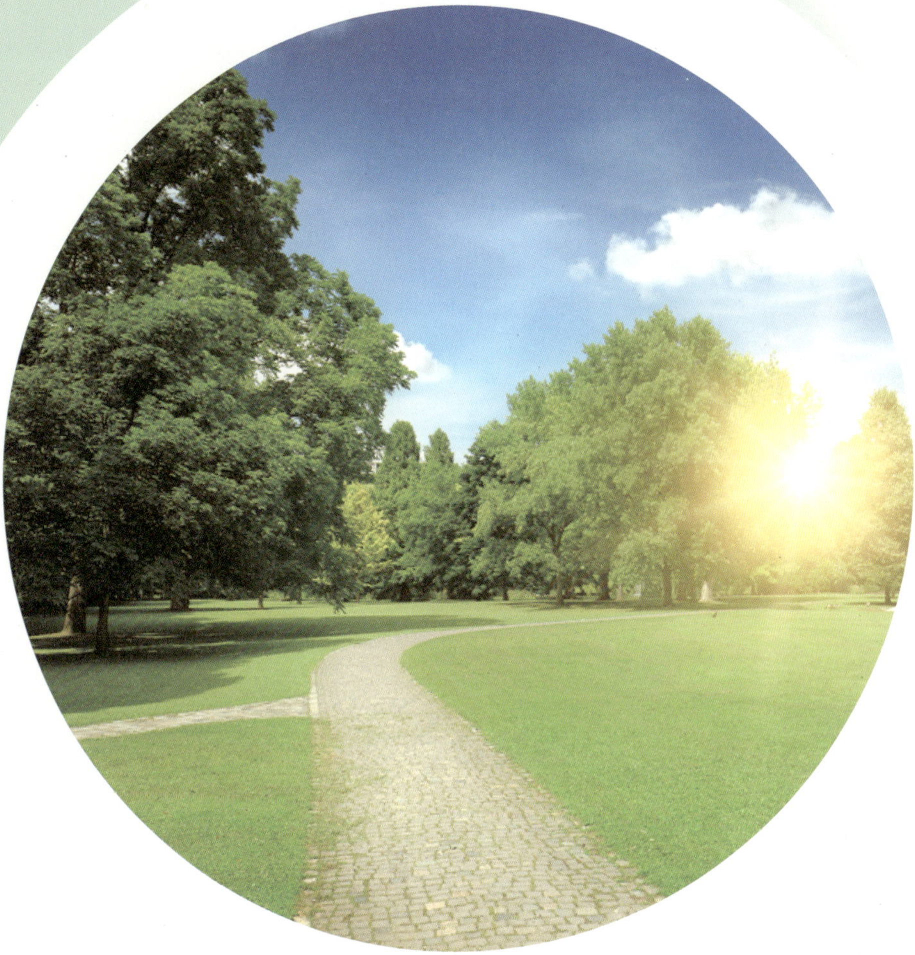

제4부 뉴스타트와 건강

Chapter

1. 건강식 (Nutrition)
2. 운 동 (Exercise)
3. 물 (Water)
4. 햇 빛 (Sunlight)
5. 절 제 (Temperance)
6. 공 기 (Air)
7. 휴 식 (Rest)
6. 믿 음 (Trust in god)

Chapter 1

제4부 뉴스타트와 건강

건강식 (Nutrition)

NEWSTART 생활습관에서 건강식은 채식위주의 식단을 말한다. 채식도 가급적 가공을 하지 않은 자연 그대로의 상태에서 영양소의 손실을 최소화하고 탄수화물, 지방, 단백질, 비타민, 무기질 등의 영양소가 균형을 이루는 식단을 '건강식'이라고 한다.

1. 통곡식(whole grains)

인체의 에너지원인 탄수화물은 주로 통곡식 현미, 통밀 등 을 통해서 섭취한다. 현미는 겉껍질 왕겨 만 벗겨내고 속껍질, 씨눈, 배젖이 그대로 있는 짙은 갈색의 쌀 알갱이를 말한다. 도정을 통해서 속껍질과 씨눈이 완전히 제거된 상태의 흰색 쌀은 백미라고 한다. 현미와 백미는 같은 쌀이지만 생명과 영양소의 관점에서 전혀 다르다.

현미는 씨눈에 생명을 품고 있어서 모판에 뿌리고 물을 주면 싹이 나서 온전한 벼로 성장할 수 있다. 그러나 백미는 싹을 틔우다가 이내 썩어버린다. 현미가 온전한 생명체로 자랄 수 있는 이유는 식물에 필요한 영양성분을 골고루 갖고 있기 때문이다. 영양소 측면에서도 현미와 백미는 큰 차이가 있다. 현미의 속껍질과 씨눈에 주요 영양소들이 모두 들어 있다.

표 9-1 현미와 백미의 영양소 비교(100g)

영양소	현미	백미
단백질(g)	7.2	6.5
지방(g)	2.5	0.4
탄수화물(g)	76.8	77.5
식이섬유(g)	1.3	0.4
칼슘(mg)	41	24
철(mg)	2.1	0.4
치아민(mg)	0.54	0.12
리보플라빈(mg)	0.1	0.05
니코틴산(mg)	5.1	1.5
토코페롤(mg)	1.0	0.2
피트산(mg)	2400	41
열량(kcal)	359	340

현미와 백미는 탄수화물과 열량에서는 큰 차이가 없지만, 각종 영양소는 현미에 훨씬 많다. 현미가 백미보다 단백질 함량이 많다. 현미에 건강에 도움이 되는 불포화 지방산이 많다. 식이섬유는 현미가 백미보다 3배 이상 많다. 무기질도 현미에 더 많은데 철분의 경우, 현미가 5배 이상 많다. 비타민 B군과 비타민 E도 백미보다 현미에 훨씬 많이 들어 있다. 밀과 호밀도 속껍질과 씨눈이 그대로 남아 있는 통밀을 원료로 해서 만든 빵을 먹는 것이 건강식이다.

2. 채소와 과일

건강식을 언급할 때 채소와 과일을 빼놓을 수는 없다. 채소와 과일에는 칼슘, 칼륨, 마그네슘, 셀레늄, 철분, 아연 등과 같은 미네랄, 각종 비타민, 식이섬유, 항산화제 등이 풍부하게 들어 있다. 미네랄은 인체에서 일어나는 거의 모든 화학반응에 필수적인 영양소이다. 식물은 흙에서 미네랄을 흡수하고 사람은 식물과 물을 통해서 미네랄을 섭취한다. 비타민도 인체 내에서 합성할 수 없는 영양소이기 때문에 식물을 통해서 공급받아야 한다.

식이섬유 dietary fiber 는 채소와 과일에만 들어 있다. 사람은 식이섬유를 소화할 수 있는 효소가 없기 때문에 소화기관에서 여러 가지 독특한 기능을 하고 있다. 첫째, 식이섬유는 위에서 칼로리의 증가 없이 음식의 부피 volume 를 증가시켜 포만감을 주고 식욕을 억제하는 역할을 한다. 둘째, 식이섬유는 물을 흡수하여 음식을 겔 gel 형태로 만들어서 음식이 위에서 소장으로 이동하는 시간을 늦춘다. 그 결과 탄수화물의 소화와 당분의 흡수가 지연되어 급격한 혈당 상승을 막는다. 셋째, 식이섬유는 소장에서 담즙산의 재흡수를 억제한다.

콜레스테롤은 담즙산에 녹아서 소장으로 배설되기 때문에 식이섬유는 콜레스테롤을 낮추는 역할을 한다. 넷째, 식이섬유는 대장에서 대변을 만드는 주재료로 사용되어 대변을 굵고 부드럽게 만들어 배출을 빠르게 한다. 다섯째, 식이섬유는 대장에 있는 장내 유익균의 먹이가 된다. 유익균은 식이섬유를 소화할 수 있는 효소를 가지고 있다. 대장에 식이섬유가 풍부하면 유익균의 번식은 늘고 유해균은 감소한다. 이러한 장내 미생물의 변화는 변비, 비만, 대장염, 대장암, 치매 등을 예방하는 데 도움이 된다.

3. 단백질(protein)

단백질은 우리 몸을 구성하는 중요한 영양소이다. 음식에 들어 있는 단백질은 소화효소에 의해 아미노산으로 분해가 되어 소장에서 흡수가 된다. 흡수된 아미노산은 세포의 조직을 구성하거나, 인체가 필요로 하는 효소와 호르몬을 만드는 데 사용된다. 단백질의 공급원은 동물성 식품과 식물성 식품 모두 가능하다. 뉴스타트 건강식은 가급적 식물성 식품을 통한 단백질 섭취를 권장한다.

우유, 달걀, 생선, 육류와 같은 동물성 단백질은 인체 단백질의 구조와 유사하고 필수 아미노산을 모두 가지고 있다. 그래서 동물성 단백질은 인체 내에서 필요한 단백질을 합성하는 속도가 빠르고 체중과 신체 성장의 효율성 측면에서도 우수하다. 이러한 이유로 동물성 단백질은 질 높은 단백질 혹은 완전한 단백질로 불린다.

필수 아미노산을 모두 가지고 있고 성장을 빠르게 한다고 해서 과연 좋은 단백질이라고 볼 수 있을까? 반대로 인체 내에서 단백질을 합성하는 데 시간이 오래 걸리고 필수 아미노산 가운데 몇 개가 부족하여 효율성이 떨어지는 식물성 단백질은 질 낮은 단백질 또는 불완전한 단백질일까? 그렇지 않다.

동물성 단백질이 가지고 있는 치명적인 문제가 있다. 첫째, 동물성 단백질은 성장을 촉진하는 IGF-1과 같은 성장인자를 증가시킨다. IGF-1의 증가는 정상세포로 하여금 성장과 분열을 자극한다. 이러한 자극이 지속되면 정상세포가 통제불능의 암세포로 변할 수도 있다. 둘째, 동물성 단백질을 섭취하는 과정에서 피할 수 없는 것이 콜레스테롤이다.

아무리 지방을 제거해도 동물성 단백질을 섭취하면 콜레스테롤이 증가할 수밖에 없다. 콜레스테롤은 동맥경화나 심혈관질환 등을 일으키는 원인이다. 셋째, 동물성 단백질은 요산수치를 상승시키고 통풍 발생의 위험을 증가시킨다. 넷째, 동물성 단백질에는 황 sulfur 성분이 많기 때문에 혈액의 산성도를 증가시킨다. 산성을 중화시키기 위해 뼈에서 칼슘이 빠져나오게 되어 골다공증이 생길 가능성이 높아진다.

식물성 단백질은 과도하게 많은 양을 섭취하지 않는 한 IGF-1을 증가시키지 않는다. 심지어 콩에 있는 단백질은 암을 억제하는 기능을 가지고 있다. 그리고 식물성 식품에는 콜레스테롤이 전혀 없다. 식물성 단백질을 공급원으로 할 때 비록 성장의 속도는 느릴지 모르지만, 콜레스테롤이 증가하지 않기 때문에 안전하다. 식물성 단백질은 요산을 증가시키지도 않고 골다공증의 위험도 없다.

곡식 단백질에는 리신 lysine 이라는 필수 아미노산이 부족한 반면 메치오닌

methionine 이 풍부하고, 콩 단백질에는 메치오닌이 부족한 반면, 리신이 풍부하다. 콩과 곡식을 적절하게 혼합해서 먹으면 필요한 아미노산을 보충할 수 있어 필수 아미노산 결핍을 걱정할 필요가 없다. 이것을 단백질 상호 보충효과 complementary effect of protein 라고 한다.

콩은 단백질 함량에 있어서 어육류와 거의 차이가 없다. **표9-2**의 영양 분석표를 보면 콩은 단백질뿐 아니라 각종 영양소도 풍부하게 들어 있음을 확인할 수 있다.

표 9-2 콩과 어육류의 영양 분석표(100mg 중)

영양가 / 식품명	열량 Cal	단백질 gm	칼슘 (Ca) mg	철분 (Fe) mg	지아민 (B) mg
강 남 콩	343	20.2	92	6.7	0.30
녹 두	273	21.2	189	3.4	0.30
적 두	317	21.4	124	5.2	0.56
검 은 팥	302	20.4	75	5.2	0.50
마른완두	335	21.7	51	1.6	0.33
밥 콩	399	26.7	120	6.0	0.70
검 은 콩	403	41.8	213	7.5	0.32
대 두	410	41.2	127	7.6	0.60
쇠 고 기	116	22.8	19	4.8	0.12
닭 고 기	120	20.7	4	–	0.09
조 기	80	18.3	26	1.5	0.02

4. 견과류

호두, 땅콩, 잣, 아몬드, 호박씨, 해바라씨 등과 같은 견과류에는 지방과 단백질이 많이 들어 있다. 견과류 전체 무게의 50%를 지방이 차지한다. 특히 견과류에 들어 있는 지방산은 불포화지방산으로 LDL-콜레스테롤과 중성 지방 수치를 낮추어 준다. 견과류에 풍부하게 들어 있는 오메가-3 지방산은 LDL-콜레스테롤의 산화 oxidation 와 혈관의 염증을 막아 동맥경화 및 심혈관질환을 예방한다. 견과류에는 식이섬유와 비타민 E가 들어 있다.

표 9-3은 견과류의 영양 분석표이다.

표 9-3 종실류, 견과류 영양분석표

영양가 / 식품명	열량 Cal	단백질 gm	칼슘 (Ca) mg	철분 (Fe) mg	지아민 (B) mg	지방질 gm
땅 콩	558	23.4	64	2.6	1.09	45.5
호 두	647	18.6	130	3.0	0.55	59.4
잣	669	18.6	13	4.7	0.33	64.2
알 몬 드	597	18.6	254	4.4	0.25	54.1
해바라기씨	488	35.7	39	10.2	-	43.3
호 박 씨	494	27.2	7	8.0	0.55	44.2
참 깨	594	19.4	630	16.0	0.50	50.9
흑 임 자	567	19.4	1,100	16.0	0.50	49.3
들 깨		18.5				

5. 채식과 비타민 B_{12}

의학계와 영양학 전문가들은 완전채식 vegan 을 하게 되면 비타민 B_{12} 섭취량 부족으로 거대적아구성 빈혈과 신경 손상이 발생할 수 있다고 주장한다. 그것은 비타민 B_{12}가 동물성 식품에만 있다고 믿기 때문이다. 사실 비타민 B_{12}는 동물도 스스로 만들지 못한다. 특정 세균만이 비타민 B_{12}를 합성할 수 있는 효소를 가지고 있다. 동물의 장내에 이 세균들이 풍부하게 있어서 동물들이 스스로 만들 수 없는 것을 세균들이 합성해서 동물에게 제공하는 것이다. 락토바실러스 lactobacillus , 프로피오니박테리움 propionibacterium , 비피도박테리움 bifidobacterium 등의 세균들이 장내에서 비타민 B_{12}를 합성한다.

이러한 균들은 인간의 장내에서도 비타민 B_{12}를 합성하는 것으로 알려져 있다. 인간의 경우, 비타민 B_{12}를 합성하는 세균들이 주로 대장에 있고, 비타민 B_{12}가 흡수되는 곳은 대장보다 윗부분인 하부소장 회장 이기 때문에 비타민 B_{12}의 흡수가 어려울 수 있다. 하지만 대장뿐만 아니라 인간의 소장에서도 비타민 B_{12}를 합성할 수 있는 세균들이 풍부하다는 연구결과가 있다.

동물성 식품을 통해 비타민 B_{12}를 섭취하지 않더라도 소장 내 세균에 의해 필요한 비타민 B_{12}를 얻을 가능성이 있다.

비타민 B_{12}가 결핍되는 원인은 크게 섭취 부족 · 흡수 부족 · 저장 부족 등으로 나눌 수 있는데, 흡수 부족이 가장 흔한 원인이다. 크론병이나 염증성 대장염 등과 같은 이유로 회장을 절제할 경우, 비타민 B_{12}의 흡수 부족이 생길 수 있다. 과도한 동물성 음식 섭취로 장내세균의 분포가 변하거나 만성적인 소장의 염증이 발생할 경우에도 흡수 부족이 생길 수 있다. 당뇨병 치료제인 메트포민 metformin 은 비타민 B_{12}의 흡수를 방해한다. 위절제술과 자가면역질환으로 내인자 intrinsic factor 가 부족할 경우에도 비타민 B_{12}의 흡수 부족이 일어난다.

비타민 B_{12}는 장내세균에 의해 합성되기 때문에, 인간과 동물의 대변에 비타민 B_{12}가 가장 많다. 일부 동물들은 대변을 먹어서 비타민 B_{12}를 섭취한다. 과거에는 농사를 지을 때 인간이나 가축의 배설물을 비료로 사용하였기 때문에 토양에 비타민 B_{12}를 만드는 세균과 비타민 B_{12}가 풍부했다. 그런 토양에서 자란 채소를 먹는 과정에서나 토양을 통과한 물을 마시면서 인간은 비타민 B_{12}를 섭취할 수 있었다. 하지만 화학비료, 농약, 살균제, 살충제 등으로 점차 토양과 식물에서 비타민 B_{12}가 사라지게 되었다.

비타민 B_{12}가 동물성 식품에만 있다는 주장은 사실이 아니다. 된장, 청국장, 나또 등의 자연발효 제품과 일부 버섯류 표고버섯, 느타리버섯, 노루궁뎅이 등 , 김, 파래, 다시마, 미역 등의 해조류에도 비타민 B_{12}가 들어 있다. 특히 한국산 김과 파래의 비타민 B_{12} 함량은 동물의 간 수준만큼이나 높다. 김을 굽거나 조리를 하면 함량이 감소하기 때문에 생김이나 무침으로 먹는 것이 좋다.

비타민 B_{12}는 하루 필요량의 2~5천 배 정도를 간을 비롯한 여러 장기에 저장할 수 있어서 동물성 식품을 완전히 끊어도 3~5년은 아무 문제도 발생하지 않는다. 간헐적으로 섭취하는 비타민 B_{12} 함량이 높은 식물성 식품과 장내세균을 통해서 충분하게 보충할 수 있기 때문에 완전채식으로 인한 비타민 B_{12} 결핍이 발생할 가능성은 낮다.

Chapter 2

운 동 (Exercise)

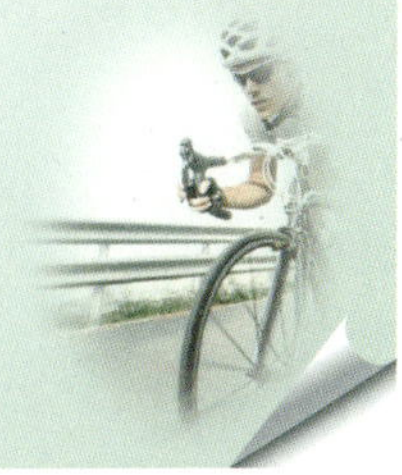

오늘날 사망 원인 가운데 예방 가능한 질환으로 심혈관질환 심장병, 뇌졸중 , 암, 당뇨병, 폐 질환을 꼽을 수 있다. 이러한 질환들은 모두 생활습관과 밀접하게 관련이 있다. 금연, 건강 체중 유지, 채식 위주의 식습관과 더불어 규칙적인 운동 신체활동 은 건강 장수의 가장 핵심적인 요소이다.

인간의 신체는 활동하기에 적합한 구조로 만들어져 있다. 근육과 뼈 및 관절과 인대, 심장과 혈관 · 소화계 · 호흡계 · 면역계 · 뇌 신경계 · 피부에 이르기까지 인체는 규칙적으로 활발하게 사용하지 않으면 그 기능이 퇴화할 수밖에 없도록 만들어져 있다.

근육과 관절의 활발한 움직임은 산소와 영양분의 요구량을 증가시키고, 그 요구량을 공급하기 위해 심장 · 혈관 · 폐는 더 왕성하게 움직인다.

혈액순환이 빨라지고 세포들이 만들어내는 에너지는 증가하며, 면역세포의 기능은 강해진다. 불안이나 우울감이 줄어들고, 스트레스를 견디는 힘은 증가하며 수면의 질이 좋아진다. 긴장감은 감소하고, 긍정적인 태도와 자신감으로 대인관계도 원만해진다. 또한, 운동은 노화 속도를 늦추고 수명을 연장시킨다.

운동은 몸과 마음을 동시에 치료하는 부작용 없는 마법의 약이다. 하지만 불행하게도 현대인들은 충분히 운동하지 않는다. 편리함, 분주함, 게으름이라는 핑계로 왕성하게 움직이도록 만들어져 있는 신체를 퇴화되도록 하며 병들게 하고 있다.

1. 운동의 정의

신체활동 physical activity 은 골격근의 수축으로 일어나는 신체의 모든 움직임을 의미한다. 눈의 깜박임이나 손가락의 움직임과 같은 낮은 단위의 움직임에서부터 걷기, 달리기, 등산과 같은 운동형태에 이르기까지 다양하다. 반면 운동 exercise 은 특정한 목적을 가지고 계획적이고 반복적으로 하는 신체활동을 의미한다. 운동은 체력, 수행력, 건강 개선 및 유지를 목적으로 여가 시간에 수행하는 신체활동을 의미한다.

2. 운동의 종류

지구력(endurance) 운동

일정한 동작을 장시간 지속할 수 있는 능력이다. 운동을 지속하기 위한 에너지를 생산하는 과정에서 산소를 사용하기 때문에 유산소 운동이라고 할 수 있고, 심장과 폐를 이용하기 때문에 심폐운동이라고 할 수도 있다. 장기적인 지구력 운동은 심장의 기능에 변화를 준다. 심박동수는 느려지고, 심박출량은 증가한다. 지구력 운동은 근육섬유 근세포 내 미토콘드리아의 수와 크기를 증가시키고, 산소를 운반하는 단백질인 미오글로빈 myoglobin 과 에너지 대사에 관여하는 산화효소를 증가시켜 에너지 ATP 생산을 2.5배 상승시킨다.

또한, 지구력 운동은 말초 모세혈관의 표면적을 증가시켜 과격한 운동 시 열 방산 heat dissipation 을 쉽게 한다. 열 방산이 원활하게 되지 않으면 운동수행 능력이 감소하게 된다. 지구력 운동은 에너지원으로 지방과 글리코겐을 사용하고, 콜레스테롤과 중성지방의 수치를 낮추어 체중조절에 도움이 된다. 지구력 운동에는 걷기, 달리기, 수영, 자전거 타기 등이 있다.

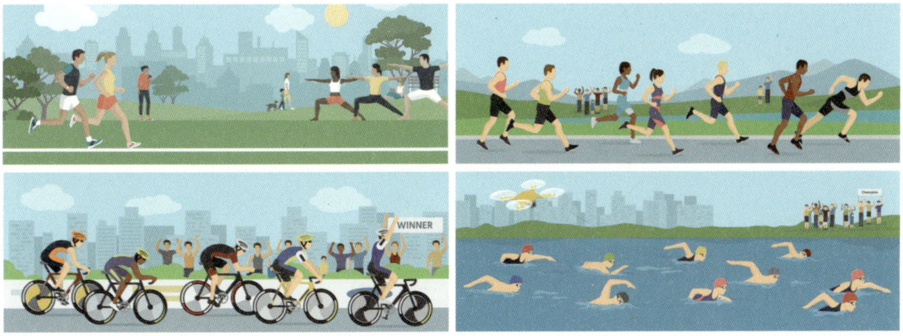

그림 10-1 운동의 종류: 걷기, 달리기, 수영, 자전거 타기

근력(strength) 운동

근육에 일정한 과부하 무게 를 주는 운동이다. 점진적으로 부하를 늘려 가면 근육의 힘이 강화된다. 근육이 힘을 낼 때 산소를 사용하지 않기 때문에 무산소 운동이라고도 한다. 근력 운동을 통해 근육의 양이 늘어나면, 근육이 사용하는 포도당의 양도 증가하여 혈당수치가 조절되므로 당뇨병의 예방과 치료에 도움이 된다. 또한, 근육이 늘어나면 기초대사량도 늘어나서 같은 활동에도 더 많은 열량이 소모되어 체중조절에 도움이 된다. 근력 운동은 골밀도를 증가시켜 골다공증을 예방하고, 관절염 · 요통 · 낙상을 예방하기도 한다. 웨이트트레이닝이 대표적인 근력운동이다.

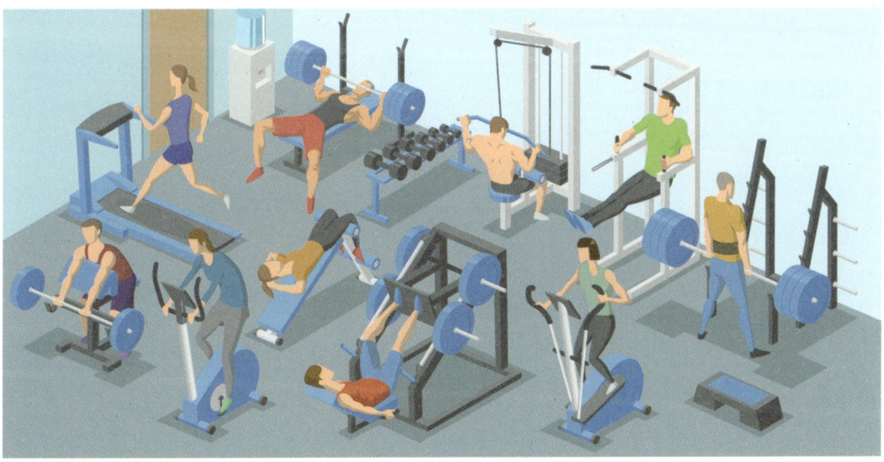

그림 10-2 운동의 종류: 웨이트트레이닝

유연성(flexibility) 운동

신체부위 중 근육 muscle 이나, 건 tendon , 인대 ligament 등을 늘려 주는 운동으로 근육과 관절의 탄력성을 향상시키고, 관절의 가동범위를 증가시킨다. 근육을 장시간 사용하지 않으면 근육의 탄력성이 감소하고 경직되어 부상의 위험이 커진다. 유연성 운동은 근육, 건, 인대의 손상을 줄여 준다. 스트레칭이 대표적인 유연성 운동이다.

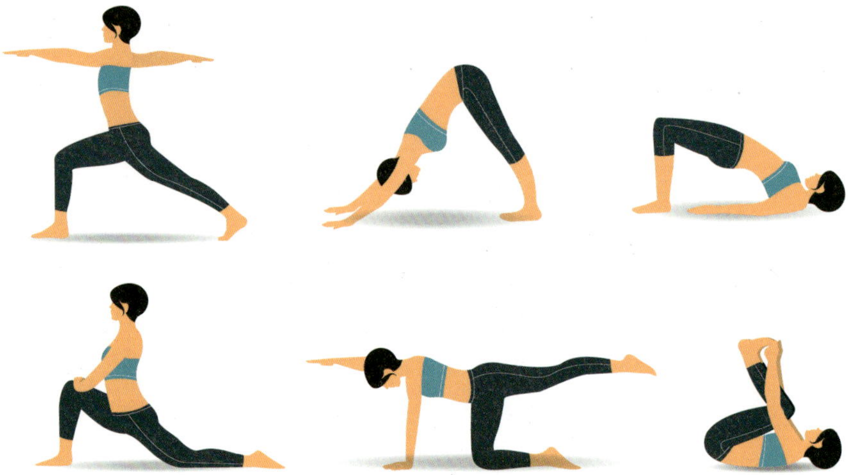

그림 10–3 운동의 종류: 스트레칭

3. 운동의 효과

① 체중조절

운동은 기본적으로 에너지를 필요로 하기 때문에 칼로리를 소모한다. 운동의 강도가 증가할수록 소모되는 칼로리의 양도 증가한다. 지구력 운동은 에너지원으로 지방을 소모하여 체중조절을 하고, 근력운동은 기초대사량을 증가시켜 체중조절을 한다.

② 고지혈증

운동은 나쁜 콜레스테롤인 LDL-C는 낮추고, 좋은 콜레스테롤인 HDL-C는 증가시키며, 중성 지방을 낮춘다. 그 결과 고지혈증을 예방할 수 있다.

③ 심혈관질환

운동은 혈압을 낮추고 고지혈증을 개선하며 동맥경화를 예방한다. 혈액의 점도가 낮아 혈전이 발생할 가능성이 낮고, 혈액순환을 원활하게 하여 심혈관질환의 위험을 감소시킨다.

④ 당뇨병

운동은 근육과 지방조직의 인슐린 저항성을 개선하여 혈당을 낮추어 준다. 증가된 근육이 더 많은 포도당을 사용하기 때문에, 혈당이 떨어지고 당뇨병이 예방된다.

⑤ 우울증과 불안

운동은 뇌신경세포에서 세로토닌과 엔돌핀의 분비를 증가시켜 즐거움과 행복감을 느끼게 한다. 스트레스 호르몬을 낮추어 주고 자신감과 자존감을 향상시켜 우울증과 불안의 예방과 치료에 도움이 된다.

⑥ 면역기능

운동은 기도와 폐로부터 바이러스와 세균의 배출에 도움이 된다. 운동은 항체생산을 증가시키고 면역세포의 순환을 빠르게 하여 감염이 생기기 전에 세균과 바이러스를 빠르게 제거한다. 운동은 순간적으로 체온을 상승시켜 세균이 자라는 것을 막아 준다.

⑦ 골다공증

뼈는 살아 있는 조직이다. 나이가 들수록 자연적으로 뼈는 약해진다. 걷기, 달리기, 계단 오르기, 등산 등과 같이 체중이 실린 유산소 운동과 웨이트트레이닝과 같은 근력 운동은 골소실을 막고 골밀도를 증가시킨다.

한편, 수영과 자전거 타기는 근육을 강하게 하고 심폐기능을 향상시키는 데에는 도움이 되지만 골밀도를 증가시키지는 못한다.

⑧ 암 cancer

운동은 대장암, 유방암, 자궁암의 발생 위험을 감소시키는 것으로 확인되었고, 식도암, 위암, 간암, 신장암, 골수종, 방광암 등의 예방에도 도움이 되는 것으로 알려져 있다. 대장암, 유방암, 전립선암의 재발을 줄이고 생존율을 높이는 것으로 보고되어 있다.

운동이 암을 예방하는 기전은 다음과 같다. 첫째, 인슐린, IGF-1, 에스트로겐 등과 같은 성장인자를 줄여 준다. 둘째, 운동은 면역기능을 강화시켜 준다. 셋째, 운동은 비만을 예방하고 만성 염증 반응을 줄여 준다.

4. 체중감량을 위한 운동

운동 프로그램에는 칼로리를 태우기 위한 지구력 유산소 운동뿐만 아니라 근육을 보존하거나 확보할 수 있는 근력 운동도 포함해야 한다. 특히 근력 운동은 제지방량 fat-free mass 을 유지하며 기초대사량을 증가시키는 효과가 있으므로 규칙적으로 하는 것이 좋다.

체중감량이 필요한 사람 과체중이거나 비만 이 운동을 시작할 때에는, 낮은 운동강도부터 시작하는 것이 좋다. 특히 고혈압 환자는 운동 시 높은 혈압 반응을 보일 수 있다. 엎드리거나 반듯이 누운 자세에서 운동을 할 경우에는 주의가 필요하며, 운동 동작 시 호흡을 참게 되면 혈압이 순간적으로 매우 높게 상승하기 때문에 편안한 호흡을 유지해야 한다.

① 지구력 유산소 운동

- 빈도: 주당 최소 5일
- 강도: 중강도에서 점차 고강도의 유산소 운동 권장 최대 심박수 60~80%
- 시간: 1일 40~60분 또는 1일 2회로 나누어서 20~30분 주당 150~300분 실시
- 칼로리 소비량: 일상생활 외에 주당 2,000kcal 이상을 소비해야 체중감량효과 있음, 운동 이외에 매일 10,000보 이상을 목표로 활동량 늘리기
- 종류: 걷기, 자전거 타기, 스텝박스, 수중활동

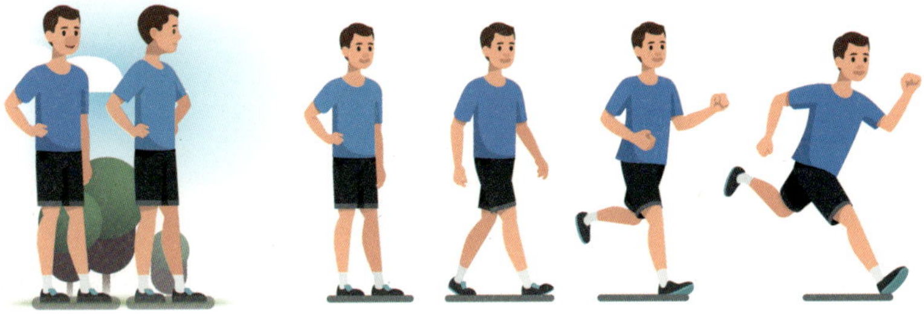

② 근력 운동

- 빈도: 주당 2~3일 최소 48시간의 간격
- 강도: 중강도로 10~15회 반복, 1~3세트
- 주의사항: 대상자가 사용하는 기구의 위치와 자세가 편안함을 주는지 확인할 것, 만성 질환을 가진 사람은 운동 전에 주치의로부터 의학적 견해를 얻을 것
- 종류: 체중부하운동 weight-bearing exercise , 기구운동, 서킷 근력 운동

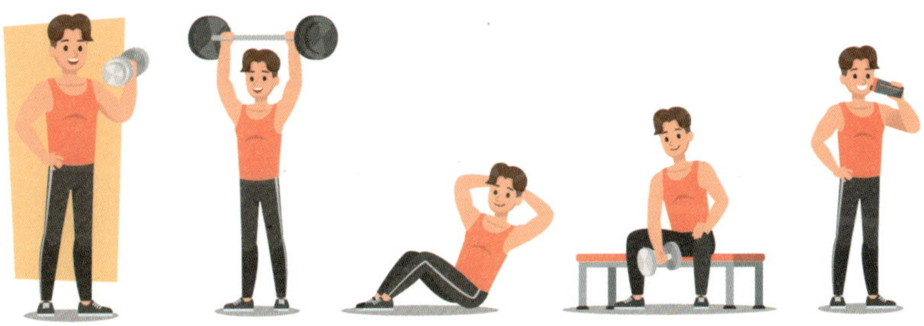

③ 과체중/비만인의 운동

과체중/비만인의 생리적 상태	운동 중 고려사항
고혈압, 심혈관질환, 당뇨병, 이상지질혈증, 고인슐린혈증과 같은 합병증이 있을 수 있음	-최초 검사 시 잠재된 동반질환을 파악하기 위한 의학적 선별검사가 필요함
최대산소섭취량과 무산소 역치가 감소되는 등 일반적으로 운동능력이 떨어져 있는 경우가 많음	① 과체중이거나 비만에 적합한 운동장비를 사용할 것 ② 낮은 운동량(예; 요가, 스트레칭 등)으로 시작하여 단계별로 운동강도를 높이도록 함
과체중이거나 비만인 사람이 체중을 감량했을 때, 유지가 매우 어렵고 감량한 체중이 다시 늘어나는 경우가 많음	① 중 · 고강도 활동을 일일 최소 30분씩 주당 5~7일 정도 시행하여 점차 주당 250분 이상의 신체활동을 하도록 함 ② 운동시간을 하루에 여러 번으로 나누되 최소 10분 이상씩 수행하여 누적하거나, 다른 형식의 중강도 신체활동을 늘려 가도록 함 ③ 체중감량을 위하여 에너지 섭취량을 하루 500~1,000kcal 줄이고 유산소 운동을 병행하여 저항운동을 포함시킬 것

5. 운동 시 주의사항

(1) 자신에게 맞는 운동 강도 선택하기

운동이 건강에 좋다고 해서 갑자기 무리하게 하면 오히려 신체에 이상을 초래할 수 있다. 자신에게 가장 알맞은 운동을 선택해서 몸이 감당할 수 있도록 서서히 적응해나가는 것이 필요하다. 지구력 유산소 운동과 근력 운동을 병행해서 규칙적으로 하되 너무 지치거나 피로감을 느끼지 않도록 주의해야 한다. 지나친 운동은 면역력 저하와 더불어 장기의 노화를 가속화할 수 있다.

(2) 전문가의 도움받기

운동을 시작할 때 자기가 하고 싶은 운동이라고 해서 아무 운동이나 하기보다는 전문가로부터 운동 처방을 받는 것이 좋다. 질병이 있을 경우는 운동 종목을 선택하기에 앞서 의사의 진단이 필요하다. 또한, 운동전문가로부터 정확한 운동 동작을 배워서 하면 부상의 위험도 줄일 수 있고 운동 효과를 극대화할 수 있다.

(3) 준비운동과 마무리 운동하기

격한 운동을 갑자기 시작하면 몸이 다치거나 쉽게 피로해진다. 결국, 운동을 지속하기가 힘들어지고 운동의 효율 또한 떨어진다. 준비운동은 근육의 내부 온도를 올려주고, 탄력을 증가시키며, 심장의 심박수와 호흡량을 증대시켜서 운동을 하기에 알맞은 상태로 만들어 준다. 따라서 준비운동을 충분히 한 뒤에 본 운동으로 들어가고, 서서히 운동속도와 강도를 높이는 것이 좋다.

심박수가 자신의 체력 한계에 도달하면 서서히 운동속도와 강도를 낮추면서 마쳐야 한다. 빠르고 격한 운동을 하다가 갑자기 끝내면 뇌빈혈 상태를 일으키는 수가 있다. 만약 격한 운동을 하다가 뇌빈혈 상태가 오면 우선 하체를 높이고 머리는 낮게 하여 눕히고, 발이나 하체를 냉찜질해야 한다. 그러면 혈관이 수축되어 혈액을 상반신과 뇌로 올려보내게 된다.

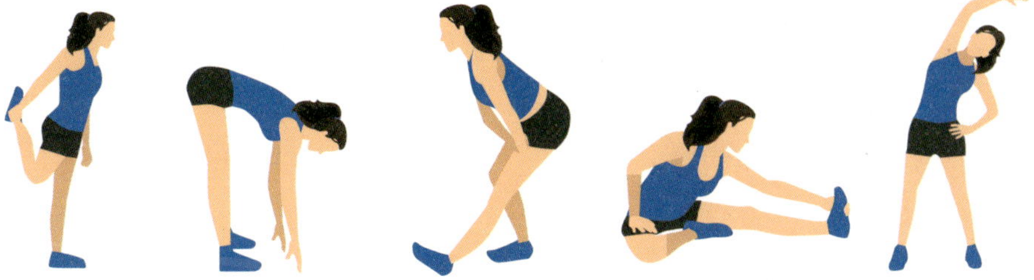

그림 10-4 준비운동과 마무리 운동

(4) 운동중독

운동 시 힘을 쓰면 몸이 더 피곤해질 것 같지만 실제 몸의 반응은 정반대이다. 근력운동을 하면 근육합성률이 증가하고 근육 내 산소를 이용해 힘을 만들어내는 미토콘드리아의 수와 그 기능이 향상되어 오히려 더 많은 힘을 새로 만들어 낼 수 있다. 근육에서 사용한 글리코겐의 양보다 더 많은 양을 초과로 저장하여 같은 조건에서 기억력이나 집중력 등 신체기능을 훨씬 향상시킨다.

숨이 찰 정도로 달리기를 하고 나면 오히려 기분이 상쾌해질 때가 있다. 이렇게 격렬한 운동을 하며 경험하는 쾌감인 '러너스하이 runners' high'로 인해 운동중독에 빠지는 것은 아닐까?

'러너스하이 runners' high'란 격렬한 운동을 하면서 느껴지는 쾌감과 행복감을 말한다. 미국의 심리학자인 A.J.맨델 Mendel 이 1979년에 처음 사용한 용어이다. 운동했을 때 나타나는 신체적인 스트레스로 인해 발생하는 행복감으로도 불린다. 보통 1분에 120회 이상의 심장박동수로 30분 정도 달리다 보면 러너스하이를 느낄 수 있다. 그러나 러너스하이와 운동중독은 엄연히 다르다. 운동중독은 일상적인 행동이 심각한 습관으로 이어져 중독으로 발전하는 행동중독의 한 종류이다.

운동중독은 몇 가지 특징적인 증상을 보인다. 운동을 안 하면 불안한 마음이 들거나 짜증이 나고, 늘 하던 운동량보다 더 많이 해야 만족감이 든다면 운동중독을 의심해 볼 수 있다. 운동으로 인해 일상적인 생활 및 사회적 · 직업적 · 대인관계에서 문제가 발생하는 경우도 운동에 중독된 상태일 수 있다.

증상이 심해지면 스스로 운동을 중단하거나 운동량을 줄이는 것이 힘든 상황에 이르기도 한다. 운동중독 치료도 다른 행동중독 치료와 유사하게 면담치료 정신분석치료, 인지행동치료가 필요할 수 있다.

6. 태초 먹거리와 운동

기원전 1,500년경에 기록된 창세기를 살펴보면, 에덴은 최초의 인간이 살던 낙원으로 묘사되어 있다. 창조된 모든 것들이 아름답고, 조화롭고, 완벽했다. "하나님이 가라사대 내가 온 지면의 모든 씨 맺는 채소와 씨 가진 열매 맺는 모든 나무를 너희에게 주노니 너희의 음식이 되리라" 창세기 1:29

최초의 사람에게 창조자가 권고한 음식은 채식이었다. 다양한 종류의 과일을 따먹고 코코넛 주스를 마시며 그저 한가롭게 들판에 누워 하루종일 편안함과 즐거움을 만끽하는 생활이 창조자의 계획이었을까? 결코 아니다. "여호와 하나님이 그 사람을 이끌어 에덴 동산에 두사 그것을 다스리며 지키게 하시고 The Lord God took the man and put him in the Garden of Eden to 'work it'and 'take care of it' 창세기 2:15

에덴은 무노동과 게으름이 허용되는 곳이 아니었다. 동산을 가꾸고 돌보면서 일을 하도록 계획한 것이 창조자의 뜻이다. 인체는 활발하게 움직일 때 몸과 마음이 건강해지도록 설계되어 있다. 운동은 해도 되고 안 해도 되는 선택사항이 아니다.

웬만하면 걸어야 하고, 엘리베이터 대신 계난을 이용해야 한다. 무리하지 않는 선에서 의도적으로 불편한 삶을 추구하며 부지런히 몸을 움직여야 한다. 사람이 만든 제품에 설명서가 있듯이 태초에 인간을 창조한 하나님은 채식과 운동을 건강 매뉴얼로 기록해 두셨다.

물 (Water)

인체는 40%의 고형 성분 근육, 뼈, 피부 등 과 60%의 체액 성분으로 이루어져 있다. 이 체액이 바로 물이다. 물은 모든 생물체의 생명유지에 필수적인 성분이다. 체액 body fluid 은 성인 체중의 약 60% 40L 를 차지하며 세포내액과 세포외액으로 분류된다. 세포내액은 체중의 약 40% 25L 를 차지하고, 세포외액은 체중의 약 20% 15L 를 차지한다. 세포외액은 다시 간질액과 혈장으로 나누는데, 간질액 혈관 밖 은 체중의 약 15% 12L , 혈장 혈관 내 은 체중의 약 5% 3L 를 차지한다.

체지방 fat-free 조직은 73%가 수분이고 지방조직은 20% 정도가 수분으로 구성되어 있다. 따라서 몸의 체지방량 body fat 이 증가할수록 체내 수분량은 감소한다. 남자는 여자보다 근육량이 많아서 체내 수분함량이 높다.

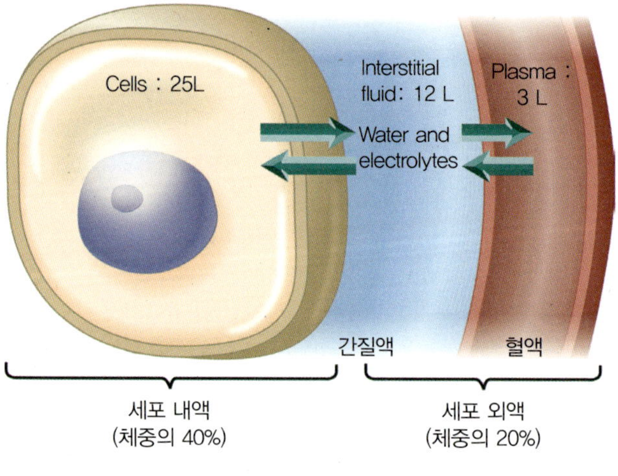

그림 11-1 체액의 구성

1. 물의 기능

물은 체내에서 각종 영양소와 노폐물을 운반하며 체온조절, 전해질 평형, 관절액 · 타액 등의 성분이며 외부충격으로부터 체내를 보호하고 관절의 움직임을 원활하게 하는 등 윤활작용도 한다.

신진대사 촉진

음식이 위로 들어가면 수분이 먼저 흡수된다. 소장의 섬모조직을 통해서 영양소를 흡수할 때 역시 물은 운반체 역할을 한다. 세포 안에서 크랩스 회로 krebs cycle, TCA cycle 가 돌 때 물이 필수적으로 요구된다. 충분한 물이 있어야 신체의 신진대사 작용이 활발해진다.

정서 안정

우리 몸은 세포로 구성되어 있고 모든 세포는 물을 필요로 한다. 생명이 탄생되는 순간부터 물은 생명체를 감싸고 보호하여 그 생명체가 반응하도록 환경을 조성한다. 물은 사람에게 정서적 안정감을 주는데, 우울증이 있는 사람은 따뜻한 욕조에 몸을 담그는 것만으로도 치료 효과가 있음이 밝혀졌다. 미시간 대학 정신과 병원에서 45명의 남녀를 대상으로 하루에 30분씩 온탕 목욕을 처방했더니 목욕을 하기 전보다 목욕을 하고 난 후에 우울증 증세가 현저하게 줄어드는 결과를 얻었다.

물은 마시는 것뿐만 아니라 물 속에 들어가는 것, 물과 실제로 접촉하는 것, 물소리를 듣는 것, 물을 바라보는 것 등 모두 긍정적인 영향을 준다. 수평선이 있는 넓은 바다를 바라보고 있으면 마음이 평화로워지고 기분이 좋아지는 것은 이때 엔돌핀이나 세로토닌 등이 분비되기 때문이다. 단순히 기분만 좋아지는데 그치지 않고 T-임파구를 강하게 함으로써 건강에도 긍정적인 영향을 준다.

국부 마취제

물의 진통효과를 이용한 것으로 습포 compresses , 고온습포 fomentation , 얼음주머니, 파라핀욕 paraffin bath 등이 있다. 고체상태의 물인 얼음은 국부마취제 역할을 한다. 신체조직 중 국부를 얼음으로 문지르면 피부가 냉각되어 일시적으로 자극에 대한 감지능력을 상실한다. 냉 · 온수 마찰은 피부의 기능을 향상시켜 주고 우리의 기분을 좋게 만들어 준다.

2. 물의 급원과 배설

인체는 수분을 식품과 음료의 섭취로 대부분 공급받는다. 일부 식품은 상당량의 수분을 포함하며 매일 공급되는 수분량의 큰 부분을 차지한다. 인체는 또한 탄수화물, 지질, 단백질을 체내에서 대사시킬 때 발생하는 대사수를 활용할 수 있다.

표 11-1 식품 100g 당 수분함량

식품명	수분함량(g)	식품명	수분함량(g)
멥쌀(밥)	58.5	감 (연시)	83.8
멥쌀(죽)	82.9	감(단감)	72.3
멥쌀(미음)	95.0	감(곶감)	30.1
라면(건면)	8.2	바나나(생것)	76.9
라면(조리한 것)	77.4	사과(부사)	83.6
소면(마른 것)	11.0	포도(거봉)	84.0
소면(삶은 것)	67.3	감귤(생것)	87.8
식빵	33.8	참외	89.0
비스킷(소프트)	3.2	자몽(생것)	91.4
크래커	4.0	파인애플(생것)	92.9
튀밥	5.6	수박(적육질)	93.2
가래떡	41.9	명태(생것)	80.3
백설기	43.0	명태(마른 것)	31.1
꿀	20.0	명태(마른 것, 노가리)	14.6
대두(노란콩, 마른 것)	9.7	명태(동태)	82.3
대두(노란콩, 불린 것)	10.3	명태(코다리)	75.1
대두(노란콩, 삶은 것)	61.7	명태(포)	11.3
대두(두부)	82.8	명태(황태)	10.6
풋고추	92.6	명태(알)	73.5
오이(재래종)	96.3	오징어(생것)	77.5
김치(깍두기)	88.4	오징어(마른 것)	19.5
김치(나박김치)	95.1	해삼(생것)	91.8
김치(배추김치)	90.8	해삼(마른 것)	1.5
표고버섯(생것)	90.8	골뱅이(생것)	70.5

출처 : 농촌진흥청, 식품 칼로리와 영양성분표.

보통 성인은 1kcal 섭취당 1mL의 물이 필요하며 어릴수록 단위 체중 당 수분 필요량이 높다. 신생아는 1kcal 섭취당 1.5mL의 물이 필요하다. 섭취하는 식품이 고단백질이면 요소배설을 위해 수분 필요량이 증가한다. 고염식이나 고당질 식이를 섭취하면 희석을 위해 수분필요량이 증가한다. 커피, 엽차, 코코아, 알코올을 섭취하면 이뇨작용으로 수분 배설량이 증가한다.

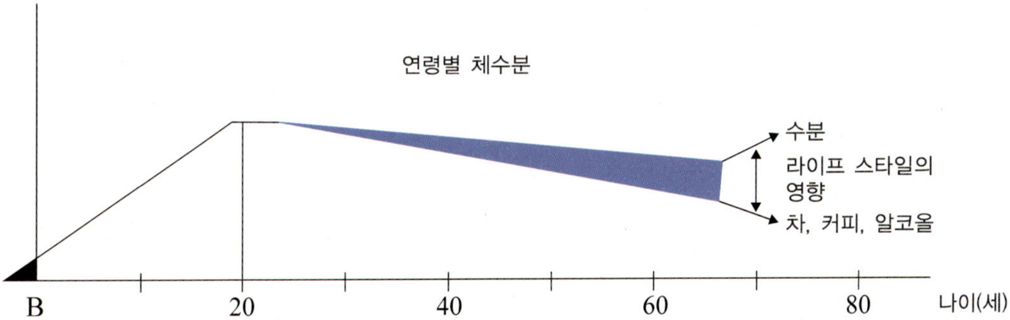

그림 11-2 연령별 체수분량

위 그림에서 보듯이 신생아의 경우 체중에 대한 물의 비율은 80% 정도지만 나이와 더불어 그 비율은 감소한다. 성인의 경우, 체중에 대한 물의 비율은 60%로서 20% 정도 차이가 난다. 제액 중 세포외액은 30세쯤까지 감소하다가 그 뒤로 거의 일정하기 때문에, 나이가 듦에 따라 인체의 물이 계속 감소하는 것은 결국 세포내액이 감소하고 있다는 것을 의미한다.

표 11-2 물의 급원과 배설

물의 급원	양(ml)	물의 배설	양(ml)
액체(음료)	1,100~1,400	소변	900~1,500
고형식품	500~1,000	피부	500~600
대사수	300~400	호흡	300~400
		대변	100~200
합계	1,900~2,800	합계	1,900~2,800

수분의 급원으로는 액체 형태의 음료수, 고형식품, 대사수 등이 있으며 체내에서의 수분 손실은 소변, 피부, 호흡, 대변 등을 통해 일어난다.

3. 물의 활용

우리 몸은 세포막을 경계로 세포내액와 세포외액 간질액 을 같은 농도도 유지하여 항상성을 유지하고 있다. 소금과 설탕 등의 섭취 증가로 세포외액의 농도가 증가하면 세포내액으로부터 물을 빼내고 탈수상태가 된 세포는 시상하부로 신호를 보내 갈증을 일으켜 물을 찾도록 한다. 출혈, 설사, 과도한 땀 등으로 혈액량과 혈압이 감소해도 갈증이 일어날 수 있다.

갈증은 세포가 이미 탈수상태가 되었다는 것을 가리키는 징후이지만 세포내부의 수분 상태를 정확하게 반영하는 지표는 아니다. 그러므로 갈증을 수분 섭취의 신호로 생각하는 것은 바람직하지 않다. 갈증이 발생하기 전, 즉 탈수가 일어나기 전에 충분한 양의 물을 마시는 것이 중요하다. 세포가 탈수상태임을 알 수 있는 징후들은 갈증 외에도 소변양의 감소 및 진한 색의 소변, 두통, 피로감, 어지러움, 경련, 식은땀 등이 있다.

항상성 유지에 필요한 물의 양은 얼마나 될까? 1945년 미국 식품영양위원회는 음식 1kcal를 대사하는 데 1mL의 물을 소모하는 것으로 가정하여 성인이 하루 2,000kcal의 음식을 섭취할 경우, 2,000mL의 물을 마시기를 권고했다. 당시에는 과일, 채소, 커피, 차 등에 있는 수분을 다 포함해서 계산한 것이었다. 미국의 과학 · 공학 · 의학 아카데미 The National Academies of Science, Engineering, and Medicine 는 성인 남자의 경우 3.7L, 여성의 경우 2.7L를 권장했다. 물론 이 양도 순수한 물과 음료수와 음식에 들어 있는 수분을 포함한 것인데, 하루 수분 요구량의 약 20%를 음식과 음료수로 섭취한다고 가정하면, 이 권장량은 상당히 많은 양이다. 어떤 전문가들은 인체가 보내는 신호 이상의 물을 마실 필요가 없다고 주장하며 여러 탈수의 징후들을 보면서 물의 양을 결정하도록 권하기도 한다.

평소보다 마시는 물의 양을 더 늘려야 하는 경우도 있다. 운동, 습하고 더운 기후, 발열, 구토, 설사, 요로감염, 임신 등과 같은 상태는 수분 요구량을 증가시키는 요인들이다. 하루 물 요구량에 대해 아직 과학적으로 명확하게 입증된 바는 없지만 대체로 250mL 짜리 컵으로 하루 8~10잔을 마시는 것이 적당하다. 심부전 · 신부전 · 복수 등 심각한 의학적 문제가 없다면, 그 이상의 물을 마신다고 해서 특별히 문제가 되는 것은 아니다.

물은 하루 중 언제 마시는 것이 좋을까? 식사 도중에 물을 마시는 것은 좋지 않다. 물과 소화액이 희석되어 소화를 방해하고 위장기능을 떨어뜨릴 가능성이 있기 때문이다. 식사하기 30분 전, 그리고 식후 1~2시간 이내에도 물을 마시지 않는 것이 좋다. 특히 아침 공복에 마시는 물은 밤새 몸속에 쌓인 독소와 찌꺼기를 배출해 주어서 하루를 시작하는 활력소 역할을 한다.

4. 물과 건강

(1) 물과 체력

미 항공우주국 인체과학연구소에서 하루에 마시는 물과 체력과의 관계를 실험했다. 하루에 2컵의 물을 마신 그룹과 하루 10컵의 물을 마신 그룹의 체력을 비교 연구한 것이다. 그 결과 하루 10컵의 물을 마신 그룹의 체력이 2컵의 물을 마신 그룹에 비해 2.2배나 좋았다.

미국 하버드대학교 위생학과에서 운동선수를 세 그룹으로 나눈 뒤, 물 섭취량과 운동능력 간의 상관관계를 조사했다. 첫 번째 그룹은 물을 마시지 않고 연습한 운동선수들로 3시간 반 만에 체온이 38.9℃까지 올라가고 심한 피로감을 호소했다. 두 번째 그룹은 자신이 원하는 양만큼 물을 마시게 한 뒤 운동을 했는데, 6시간까지 연습을 계속할 수 있었다. 세 번째 그룹은 각자 원하는 양만큼의 물을 마시게 한 뒤 1/3컵 정도의 물을 억지로 더 마시게 하였다. 그 결과 체온이 38.3℃ 이상 올라가지 않았고 운동 지속시간도 7시간 이상 지속할 수 있었다.

이 실험은 사람에게 필요한 물의 양은 본인이 원하는 양보다 실제로 30% 이상 많다는 것을 보여준다.

(2) 물과 체중조절

하루 동안 충분한 양의 물을 마시는 것만으로도 체중조절에 도움이 된다. 흔히 갈증은 배고픔으로 오인되기도 한다. 배고픔을 느낄 때 음식을 먹는 것 대신 물을 마시면 배고픔의 고통이 사라지기도 한다. 체중이 많이 나갈수록 정상 체중의 사람보다 더 많은 양의 물을 마실 필요가 있다. 15kg 초과 체중마다 물을 한 컵씩 더 마셔야 한다.

물은 소변이 잘 나오게 하는 가장 좋은 이뇨제 중 하나이다. 우리가 음식을 통해서 섭취한 소금은 체내 물 속에 녹아 있다. 세포 밖에 머물러 있는 물이 미처 빠지지 않아 몸이 부어 있다면 충분한 양의 물을 마심으로써 마신 물보다 더 많은 양의 물이 몸 밖으로 빠져 나올 것이다.

(3) 물과 위(stomach)

점액층 mucus layer 은 위장벽을 위산으로부터 보호하는 층이다. 위장벽과 위산 사이에 끈적끈적한 점액층이 두껍게 있으면 위산의 공격으로부터 위장 세포를 보호해 준다. 물을 마시지 않는 사람의 위장세포를 보면, 복막층 · 근육층 · 선층으로만 구성되어 있다. 반면에 물을 많이 마시는 사람의 위장세포는 복막층, 근육층, 선층 외에도 점액층이 한 층 더 있다.

(4) 물과 대장(large intestine)

대장은 물을 흡수하는 소화기관이다. 충분하게 물을 섭취하지 않아 탈수가 발생하면 대장은 부족한 물을 보충하기 위해 대장 내 노폐물로부터 수분을 더 많이 흡수한다. 노폐물에 포함된 물은 대변을 부드럽게 만든다. 결국, 수분 부족은 대변을 딱딱하게 하고 대장 통과를 어렵게 만들어 변비를 일으킨다.

(5) 물과 담석증(cholelithiasis)

콜레스테롤은 담즙을 통해서 배설된다. 담즙의 주성분인 콜레스테롤의 농도가 올라가거나 담즙 내 수분이 부족하면 담석 돌 이 생길 가능성이 높아진다. 완전히 녹아 있는 소금물에 소금이 더 첨가되거나 물이 증발하면 소금 결정체가 만들어지는 것과 같은 원리이다.

공복 시에 간에서 만들어진 담즙의 50%가 담낭에 저장된다. 담낭에 저장된 담즙의 콜레스테롤 농도는 매우 높다. 콜레스테롤 농도가 높은 담즙이 담낭에 오래 머물게 되면 담석이 생길 위험이 높아진다. 지방을 소화시키는 데 담즙이 필요하기 때문에 지방이 포함된 음식을 먹으면 담낭이 수축하여 담즙을 십이지장으로 배출한다. 소화 흡수된 지방은 간에서 다시 담즙을 생성하게 하고 담낭에 저장된다.

그런데 공복 시 500mL～700mL의 물을 마시면 마신 물로 인해 위가 확장되면서 소장에 연동운동을 일으킨다. 소장의 연동운동은 콜레시스토키닌 CCK 을 분비한다. CCK는 담낭을 수축하여 담즙을 소장으로 배출한다. 아침에 일어나자마자 마시는 물은 자고 있는 동안 담낭에 저장된 담즙을 배출하여 담석증을 예방하는 가장 효과적인 방법이다.

(6) 물과 피부(skin)

피부세포도 다른 세포와 마찬가지로 세포 내부에 물이 들어 있다. 물이 부족하면 피부는 건조해지고 주름에 취약해진다. 물을 충분히 마시면 피부에 있는 독소가 잘 제거되고, 피부에 윤기가 흐르고, 여드름이나 잡티 등도 감소한다.

(7) 물과 관절(joint)

관절에 있는 연골과 척추뼈 사이에 있는 디스크는 80%가 물로 이루어져 있다. 장기간의 탈수는 연골과 디스크의 충격흡수 능력을 약화하여서 관절통과 요통을 일으킬 수 있다.

수화에 따른 관절 비교

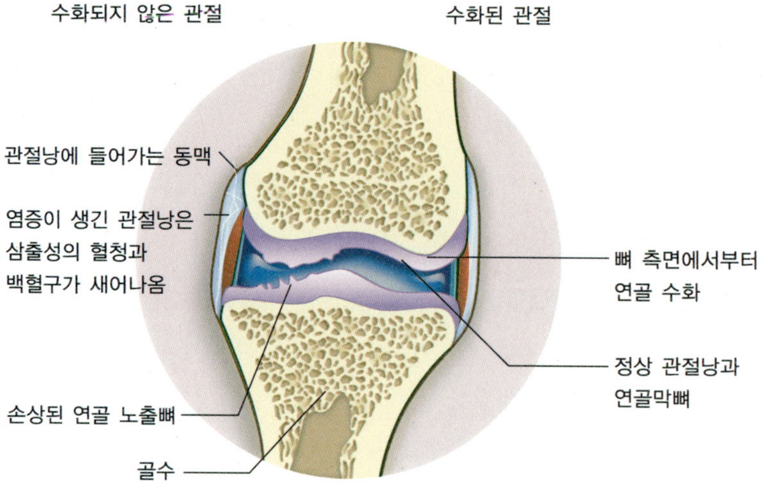

손가락 관절

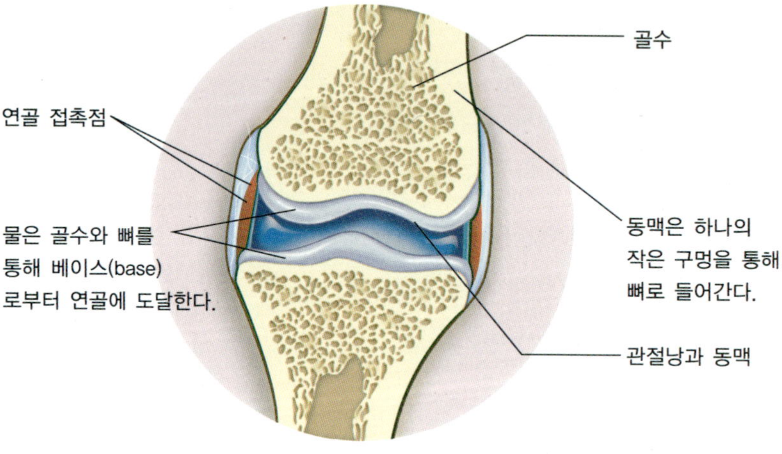

그림 11-3 수화에 따른 관절 비교

(8) 물과 신경계(nervous system)

뇌와 척수에 있는 모든 신경섬유는 수초 myelin sheath 로 감싸져 있다. 신경섬유가 수초로 둘러싸여 있는 이유는 신경신호를 빠르게 전달하기 위해서이다. 그런데 이 수초의 40%가 물로 이루어져 있다. 장기간의 탈수는 신경전달물질의 생산과 이동에 문제를 일으키고 인지기능과 논리적 사고에도 영향을 미칠 수 있다.

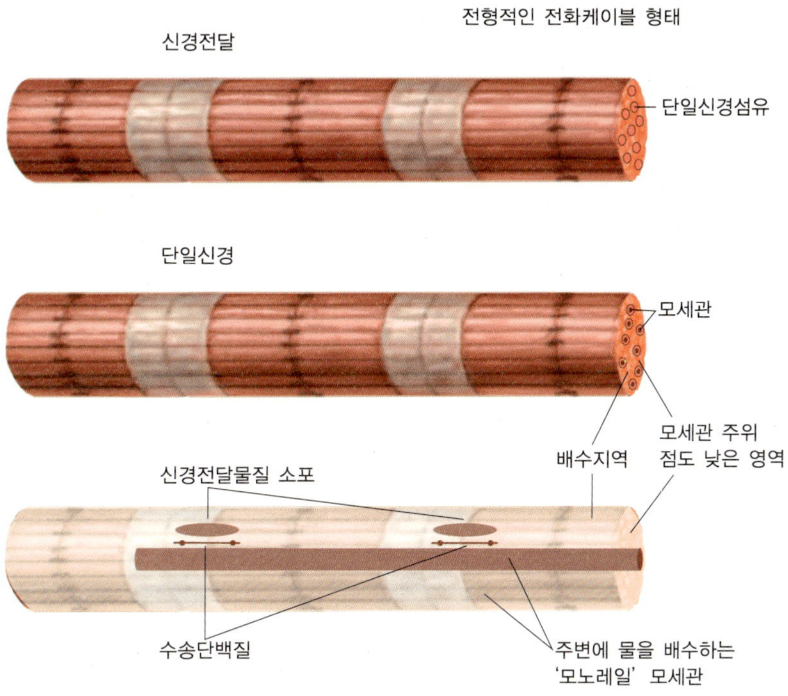

그림 11-4 신경전달시스템

Chapter 4

햇 빛 (Sunlight)

태양은 지구로부터 1억 5천만km 떨어져 있다. 햇빛은 약 8분 20초 가량 우주 여행을 하고 지구에 도착한다. 햇빛은 우리가 활기차고 건강하게 살아갈 수 있도록 해주는 생명의 원천이다.

식물은 이산화탄소와 물을 재료로 광합성 photosynthesis 이라는 과정을 통해 탄수화물과 산소를 만든다. 단백질, 지방, 비타민도 역시 햇빛의 활동을 통하여 식물에 의해 만들어진다. 인간은 햇빛에 의해 합성된 영양소들을 섭취하고 식물이 내뿜는 산소를 흡입하여 활동에 필요한 에너지를 만든다. 이 에너지는 세포를 살아 있게 하는 힘이다. 햇빛은 음식을 매개로 에너지를 인체의 모든 세포에게 전달하고 있다. 지구상의 어떤 생명체도 햇빛없이 존재할 수 없다.

햇빛은 에너지를 전달하는 역할 외에도 직접적으로 건강에 영향을 끼친다. 햇빛은 심장과 혈관을 보호하고, 면역계를 활성화하며, 뼈와 근육을 강화하고, 우울감을 줄여 주고, 암의 발생을 막아준다.

기원전 460년경, 의학의 아버지로 알려진 고대 그리스의 의사 히포크라테스는 햇빛을 이용한 일광요법 heliotherapy 으로 결핵을 치료했다. 결핵 환자들을 도시로부터 멀리 떨어진 언덕으로 보내 햇빛과 깨끗한 공기 속에서 충분한 휴식을 취하도록 한 것이 그의 처방이었다고 한다. 햇빛은 질병을 예방하고 치료하는 힘을 가지고 있다. 과학은 지속적으로 햇빛과 건강의 관계를 연구하고, 그 기전을 밝히고 있다.

1. 햇빛 에너지

햇빛은 우주선 cosmic rays , 감마선 gamma rays , 엑스선 x-rays , 자외선 ultraviolet , 가시광선 visible radiation , 적외선 infrared radiation 등으로 이루어진 거대한 에너지이다. 우주선, 감마선, 엑스선은 대기에 의해 반사되거나 흡수되고, 대부분의 자외선도 오존층에서 흡수된다. 자외선 C 200~280 nm 은 오존층에서 모두 흡수되어 지표면에 도달하지 못한다. 자외선 B 290~320 nm 는 약 0.1%, 자외선 A 321~400 nm 는 약 5%, 가시광선은 약 39%, 적외선은 약 56%가 지표면에 도달한다.

파장이 짧고 에너지가 높은 자외선 B는 표피에 있는 단백질, DNA, RNA 등에 흡수되기 때문에 피부의 표피 epidermis 까지만 침투할 수 있고, 자외선 A는 표피에서 흡수가 잘 안 되어 진피 dermis 까지 들어갈 수 있다. 에너지가 낮고 파장이 긴 가시광선과 적외선은 자외선 A보다 더 침투력이 좋아 내부 장기까지 도달할 수 있다.

표피와 진피의 경계에 있는 피부세포들은 자외선에 노출되면 멜라닌 melanin 색소를 만들어 자외선을 흡수한다. 멜라닌은 피부의 색을 결정하는 색소일 뿐만 아니라 자외선에 의한 피부 세포 손상을 막아주는 항산화제의 역할도 한다.

2. 햇빛과 비타민 D

비타민 D는 주로 햇빛에 노출된 피부에서 만들어진다. 비타민 D는 야생 연어와 말린 버섯류 등에도 들어 있어 음식으로도 섭취할 수 있다. 햇빛의 자외선 B가 표피세포의 세포막에 있는 콜레스테롤 7-dehydrocholesterol 에 닿으면 프리비타민 D_3 previtamin D_3 가 만들어진다. 프리비타민 D_3는 수 시간 내에 비타민 D_3로 바뀌고 혈액으로 들어가 간으로 이동한다. 간에 있는 효소에 의해 25-히드록시비타민 D_3로 전환되고 콩팥으로 이동한다. 콩팥 효소에 의해 최종적으로 1,25-히드록시비타민 D_3가 만들어지는데 이것이 실제 활성형 비타민 D이다.

3. 햇빛과 질소화합물

일산화질소 CO 는 표피와 진피에 저장되어 있는 물질이다. 일산화질소는 강력한 혈관이완 물질로서 질산염 nitrate 이나 아질산염 nitrite 과 함께 인체 내에서 혈압을 낮추는 역할을 한다. 자외선 A가 표피와 진피를 통과하면, 피부에 저장되어 있던 일산화질소가 혈액으로 이동한다. 햇빛은 혈액 내 아질산염의 수치도 상승시킨다.

증가된 일산화질소와 아질산염은 혈관을 이완시키고 혈압을 낮추어 준다. 녹색 잎채소에는 질산염이 풍부하게 들어 있다. 채소에 함유된 질산염은 구강 내에 있는 혐기성 세균에 의해 아질산염으로 바뀐다. 아질산염은 일산화질소로 환원될 수 있다.

질산염과 아질산염은 소금과 함께 육류의 색깔을 선명하게 하고 세균의 번식을 막는 식품 첨가제로 흔히 사용된다. 식품첨가제로 사용된 질산염과 아질산염은 생선과 육류에 들어 있는 아민 amine 과 화학반응을 하여 니트로소아민 nitrosoamine 이라는 1급 발암물질을 만든다. 특히 이 반응은 위산과 같은 산성 조건에서 잘 일어난다. 하지만 비타민 C와 비타민 E와 같은 항산화제는 이 반응을 억제한다.

4. 햇빛과 엔돌핀(endorphins)

자외선 A와 자외선 B는 피부세포를 자극하여 베타 엔돌핀을 만든다. 건강한 성인을 대상으로 한 실험 결과, 햇빛은 엔돌핀을 44% 증가시키는 것으로 조사되었다. 햇볕을 쬘 때 차분해지고 기분이 좋아지며 통증을 덜 느끼는 것은 이 엔돌핀 생성과 관련이 있다.

5. 햇빛과 세로토닌(serotonin), 멜라토닌(melatonin)

햇빛이 대기를 통과하면 대기를 구성하는 기체 분자와 부딪치고 여러 색깔의 빛으로 산란이 일어난다. 이때 480nm의 파란색 빛이 많이 퍼져서 하늘이 파랗게 보인다. 파란 하늘이 인체의 건강과 어떤 관련이 있을까?

480nm의 파란색 빛은 우리 눈의 망막에 전달되면, 첫째, 파란색 빛을 감지한 망막세포는 그 신호를 세로토닌을 만드는 뇌신경세포로 전달한다. 육안으로 직접 해를 볼 수는 없지만, 맑고 파란 하늘은 우리 눈으로 볼 수 있는 햇빛이다. 야외에서 활동하는 동안 망막으로 들어온 파란 하늘빛은 우리의 뇌에서 세로토닌을 만들어 저장한다. 세로토닌이 부족하면 우울증이 생길 수 있다. 계절적으로 여름에 세로토닌이 높고, 겨울에 낮은 것은 햇빛과 파란 하늘 때문이다.

둘째, 파란색 빛은 뇌의 중심부에 있는 송과체 pineal gland 로 신호를 전달한다. 송과체는 멜라토닌 melatonin 을 만드는 곳이다. 낮 동안 파란 빛은 송과체에서 멜라토닌을 만들지 못하도록 억제한다. 해가 지고 난 후 더 이상 눈으로 들어오는 파란 빛이 사라지면 송과체는 억제하고 있던 멜라토닌 생산을 시작한다. 밤 9시부터 급격히 상승하기 시작해 새벽 1~2경에 최고치에 도달한다.

새벽 동이 틀 무렵, 파란빛이 눈에 비치기 시작하면 송과체는 멜라토닌을 생산을 멈춘다. 세로토닌과 멜라토닌을 어떤 관련이 있을까? 멜라토닌을 만드는 재료가 바로 세로토닌이다. 낮에 충분한 세로토닌을 만들고 그것을 원료로 밤에 멜라토닌이 만들어진다.

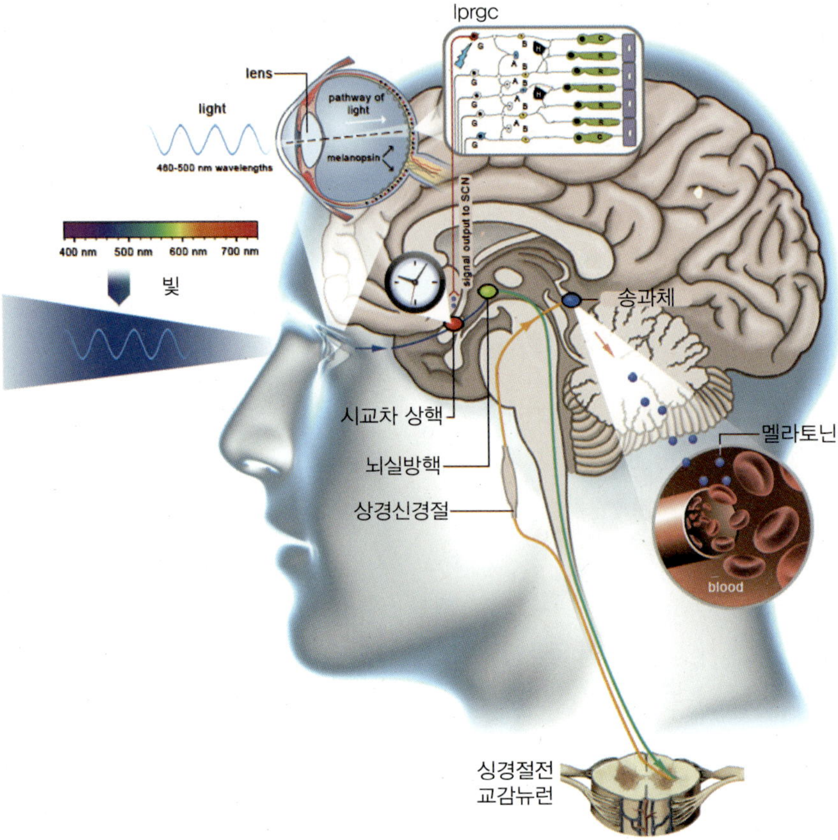

그림 12-1 햇빛과 멜라토닌

〈https://www.quora.com/What-is-the-point-of-a-Blue-light-Filter-app〉

6. 햇빛과 심장병

노르웨이와 아일랜드에는 여름보다 겨울에 심장병으로 사망하는 사람이 더 많다. 영국과 칠레의 경우, 위도가 낮은 지역에 거주하는 사람보다 위도가 높은 지역에 거주하는 사람들이 심장병으로 사망하는 비율이 높다. 이유가 뭘까?

자외선 A와 자외선 B는 둘 다 혈관을 이완시키고 혈압을 낮추며 심장을 보호해준다. 자외선 A에 의해 만들어진 일산화질소가 주 역할을 한다.

자외선 B에 의해 만들어진 비타민 D는 혈압과 콜레스테롤을 낮춘다. 혈압이 안정되면 동맥경화, 협심증, 심근경색, 뇌줄중 등의 발생위험이 낮아진다. 세계적인 장수지역들이 햇빛 조사량이 충분하고 공기오염이 적어 항상 파란 하늘을 볼 수 있는 곳에 위치하고 있고, 장수하는 사람들 모두 왕성한 야외활동으로 충분한 햇볕을 쬔다는 것은 어쩌면 당연한 것인지도 모른다.

7. 햇빛과 근골격계

17세기 말 산업혁명이 북유럽을 휩쓸고 갈 무렵, 영국의 의사들이 런던과 글래스고 Glasgow 도심지역에 사는 아이들의 90% 이상에서 다리가 휘고 성장을 하지 않는 기형이 있다고 보고하였다. 시골에 사는 아이들에게는 나타나지 않는 이 뼈의 기형을 구루병 rickets 이라고 명명하였다. 영양상태가 더 좋은 도시 아이들에게 나타난 이 병은 비타민 D 결핍 때문이었다. 도시의 산업화와 공기오염으로 아이들이 햇빛에 노출될 기회가 없었던 것이다.

비타민 D는 자외선 B에 의해 만들어진다. 비타민 D는 장에서 칼슘을 흡수하고 뼈에 칼슘을 침착시키는 역할을 한다. 비타민 D가 없으면 아무리 칼슘을 많이 먹어도 뼈가 튼튼해질 수가 없다.

보스톤과 터프츠 Tufts 대학에서 556명을 대상으로 한 실험에 따르면, 사람들이 섭취한 음식물과 피검사를 비교해본 결과, 비타민 D가 부족한 사람이 정상인에 비해 무릎 관절염에 걸린 확률이 3배나 높았다. 성인에서 비타민 D는 골밀도를 증가시켜 골연화증과 골다공증을 예방한다. 또한, 비타민 D는 근육을 강화하고 근력과 근육의 수행 속도를 증가시켜 낙상의 위험을 줄여 준다.

8. 햇빛과 면역기능

심장병과 마찬가지로 위도가 높은 지역일수록 자가면역질환의 발생률이 높다. 적도 부근에 사는 사람들은 1형 당뇨병의 발생률이 약 10~15배 낮다. 위도 35도 이내에 거주하는 사람들의 경우, 다발성 경화증 발생률이 50% 낮다. 비타민 D가 정상인 사람의 경우, 류마티스관절염의 발생률이 44% 낮다. 자가면역질환은 비정상적으로 예민한 면역세포가 자신의 조직을 공격하여 생기는 질병이다.

비타민 D는 면역세포를 안정화하는 역할을 한다. 햇빛에 의한 비타민 D는 대식세포를 활성화하여 결핵균을 파괴하도록 한다. 핀센 Finsen 은 햇빛으로 피부결핵을 치료하여 노벨상을 받은 바 있다. 비타민 D가 충분한 아이들은 인플루엔자 감염의 위험을 40% 이상 낮출 수 있고 천식 발작을 90% 낮출 수 있다.

9. 햇빛과 우울증

세로토닌 serotonin 은 마음을 안정시키고 차분하게 만들어 주는 물질이다. 세로토닌은 햇빛이 눈을 통해 뇌로 전해질 때 트립토판 콩에 많이 들어 있는 아미노산 을 원료로 해서 만들어진다. 우울증은 세로토닌이 부족할 때 생길 수 있다.

미국 북부와 캐나다 지방에는 겨울철에 우울증에 빠지는 사람들이 많다. 이는 겨울철에 밤이 길고, 낮에도 눈 오는 날이 많아, 일조량이 부족해서 이 지역 사람들의 뇌세포에서 생산되는 세로토닌 양이 다른 지역보다 적기 때문이다.

영국의 게트윅 공항과 일본의 지하철에는 자살 방지를 위해 파란색깔의 램프가 설치되어 있다. 자살을 시도하는 사람들 대부분은 우울증을 앓고 있고, 이들의 뇌에는 세로토닌이 늘 부족하다. 자살을 생각한 사람의 눈에 비친 파란 빛이 뇌에 신호를 보내 세로토닌을 일시적으로 상승시킬 수 있을 거라는 근거에서였다.

실제로 자살률이 감소하는 효과를 보였다. 햇빛과 파란 하늘은 피부에서는 엔돌핀 endorphin 을 만들고, 뇌에서는 세로토닌 serotonin 을 만든다.

우울증 환자들에 처방되는 항우울제는 대부분 뇌에서 세로토닌 수치를 증가시킨다. 약물치료는 약 2주 정도면 효과가 나타나지만, 약물을 중단했을 때 재발률이 높다. 약물치료 대신에 규칙적으로 야외에서 충분한 햇볕을 쬐고 규칙적으로 운동을 하면 우울증이 치료되는 경우가 많다. 이러한 생활습관으로 우울증이 좋아지는 데에는 2~3개월의 시간이 걸리긴 하지만 재발률은 매우 낮다.

10. 햇빛과 암

우리 몸의 세포들은 비타민 D 수용체를 가지고 있다. 비타민 D는 2,000개 이상의 유전자에 영향을 미친다. DNA 수리, 세포의 분화, 세포사멸 프로그램, 항염증 반응 등에 관여하는 유전자들의 발현과 밀접한 관련이 있다. 비타민 D는 대장암, 유방암, 전립선암 등을 예방하는 것으로 알려져 있다.

주간에 일하는 사람들보다 야간에 일하는 사람들의 암 발생률이 높은 이유가 뭘까? 여기에 멜라토닌 melatonin 이 관여한다. 야간에 일을 할 경우, 눈에 비친 인공 불빛에 의해 멜라토닌 생산이 감소한다. 멜라토닌은 수면을 유도하는 기능을 하지만, 더 중요한 것은 멜라토닌이 가지고 있는 항암작용이다.

멜라토닌은 강력한 항산화제이다. 멜라토닌은 면역기능을 강화하는 물질이다. 멜라토닌은 암세포의 텔로메라아제 telomerase 를 억제하고 텔로미어 telomere 를 짧게 하여 암세포의 증식을 억제한다. 멜라토닌은 암세포의 사멸을 촉진하고 암 증식을 위한 혈관생성을 억제한다.

Check point

세로토닌(Serotonin)이란?

세로토닌이 만들어지기 위해서는 단백질을 구성하는 아미노산 중에서 '트립토판'이 필요하다. 콩 종류에 특히 많이 들어 있는 트립토판은 장에서 소화 · 흡수되어 그 일부가 세로토닌으로 합성되는데, 이 과정에 반드시 햇빛이 필요하다. 햇빛은 세로토닌 합성과정에 사용되는 물질을 생산하는 유전자를 작동시켜서 세로토닌 생산을 증가시킨다. 적당한 양의 세로토닌은 마음을 평안하게 해주고 잠을 잘 잘 수 있도록 만들어 준다.

멜라토닌(Melatonin)이란?

두뇌 깊숙이 위치한 내분비기관인 송과체(pineal gland)에서 분비되는 세로토닌 계열 호르몬으로 생체 리듬을 주관한다. 1953년에 처음 발견된 멜라토닌이 주목받기 시작한 것은, 1980년대 초 미국 매사추세츠 공과대학 연구진이 불면증 환자에게 멜라토닌의 탁월한 수면 작용을 보고하면서부터이다.

멜라토닌 분비는 망막에 도달하는 빛의 양에 반비례하므로 어두워지면 분비량이 증가한다. 멜라토닌은 세포의 산소 대사과정에서 불가피하게 생기는 활성산소의 작용을 억제하여 노화방지와 면역력을 증가시키고, 암의 성장이나 확산을 지연시켜 주는 역할도 한다. 10대 초기에 가장 많이 분비되는 것으로 알려져 있다.

11. 햇빛과 시차

잦은 해외여행으로 밤낮이 뒤바뀌는 사람들의 시차극복을 위해서도 가장 효과적인 것이 햇빛이다. 햇빛은 시차를 결정해주는 뇌의 특수한 부분을 자극해서 세포들이 뒤바뀐 밤낮에 빨리 적응하도록 돕는 중요한 역할을 하는 것으로 알려졌다.

하버드대 의과대학 부속인 브리검영 여성 병원의 수면연구팀인 찰스 차이슬러 Charles Czeisler 박사와 리차드 크로나우 Richard Glogau 박사의 조언에 의하면, 인간의 생리주기인 24시간 생체시계는 밝은 빛에 의해 조절된다고 한다. 생리주기를 바꾸고 싶으면 하루 2~3회에 걸쳐 5시간 동안 빛에 노출되는 것만으로도 가능하다고 밝혔다.

예를 들어, 미국 서부에서 호주 시드니까지 출장을 간다면 신체가 그 시간차를 맞추는 데에만 10여 일이 필요하다. 하지만 도착한 다음날 출근을 하는 대신 해변에 가서 6~8시간 동안 강렬한 햇빛을 받으면 생체시계는 그 지역의 시간차를 극복하고 정상적인 수면 리듬을 회복할 수 있게 된다.

12. 햇빛과 생활습관

(1) 일광욕

하루 중 일광욕을 하기에 가장 적당한 시간은 태양이 높게 떠 있을 때이며, 이 시간에 일광욕을 하면 자외선을 가장 효율적으로 이용할 수 있다. 계절별로 일광욕을 하기에 가장 적당한 시간은, 태양이 낮게 떠 있는 겨울에는 오전 10시부터 오후 3시 사이, 여름에는 햇빛이 너무 강하지 않은 아침 일찍이나 늦은 오후에 하는 것이 좋다.

피부는 인체에서 가장 큰 장기 organs 이다. 피부가 햇빛을 받으면 충분한 양의 비타민 D를 만들고 지방조직에 저장한다. 여름에 저장된 것을 겨울에 쓸 수 있다. 백인의 경우, 팔과 다리를 30분 정도 햇빛 자외선 B 에 노출시키면 약 6,000단위 IU 의 비타민 D_3가 만들어진다.

야생 연어 100g에 600~800단위의 비타민 D_3가 들어 있고, 건강보조제로 사용되는 있는 비타민 D_3가 하루 500~1,000단위임을 감안하면, 상당히 높은 수치이다. 그래서 전문가들은 백인들의 경우, 일주일에 2~3회, 30분 정도 노출하면 충분하고, 유색인종의 경우는 노출시간을 조금 더 늘려야 한다고 권장한다.

자외선 노출이 지나치게 많을 경우, 피부 손상이 발생한다. 자외선 B는 주로 피부화상을 일으키고 자외선 A는 피부노화에 관여한다. 과도한 햇빛 노출은 피부세포의 DNA에 손상을 일으키는데, 장기간 반복될 경우 악성 흑색종이 발생할 위험이 커진다.

하지만 피부에 물집이 생기고 벗겨질 정도의 화상이 해마다 반복적으로 일어날 때 피부암 발생 위험률이 높아지기 때문에 암을 걱정해서 햇빛 노출을 피해서는 안 된다.

(2) 옷감

햇빛이 피부에 직접 닿게 하는 것이 가장 좋다. 치밀하게 짜인 옷감은 가시광선과 마찬가지로 자외선도 침투시키지 못하고, 흰색 외의 성글게 짜인 옷감은 약간의 광선을 투과시킨다. 가능하면 옷감으로 피부를 가리지 않는 것이 좋다.

(3) 자외선 차단제

깨끗한 피부 그대로 일광욕을 하는 것이 좋다. 로션이나 크림을 발라서 땀구멍을 막아버리는 것은 어떤 의미에서든지 권장할 수 없다. 특히 파라아미노벤조산 PABA para-aminobenzoic acid 이 첨가된 선크림은 가능한 사용하지 않는 것이 좋다. PABA는 유해한 광선을 제거하기도 하지만 유익한 햇빛을 차단하기 때문이다.

(4) 지나친 일광욕

피부가 화상을 입어서 허물이 벗겨지게 되면 우선 고통스럽고 피부암의 우려도 있다. 너무 과하게 햇볕을 쬐는 것은 활성산소를 발생시키는 원인이 된다. 자외선을 너무 많이 쬐면 자외선이 피부세포 속의 물을 이원화하여서 활성산소를 발생시키기 때문이다.

햇빛에 많이 노출되면 피부가 검어지는데 이것은 햇빛 때문이 아니라 활성산소가 많이 발생한 탓이다. 따라서 일광욕을 할 때는 매일 조금씩 시간을 늘리는 것이 안전하며 피부색에 따라 노출시간을 조절해야 한다. 색소가 적은 피부는 20~30분 정도, 색소가 많은 피부는 40~50분이면 충분하다.

Chapter 5

제4부 뉴스타트와 건강

절제 (Temperance)

절제란 지나치지 않도록 알맞게 조절하여 제한하는 것을 말한다. 지나치면 모자람만 못하다는 과유불급은 건강을 유지하는 중요한 원칙이다. 채식, 운동, 수면 등 건강을 유지하는 생활습관은 항상 절제의 기초 위에 세워져야 한다.

태양계를 구성하는 행성과 위성들은 서로 일정한 간격을 유지하며 자신의 궤도를 벗어나지 않고 움직인다. 공기 중의 산소는 항상 21%를 유지하고 있다. 혈압, 체온, 맥박, 호흡수, 산도 pH 등 인체의 생리적 · 생화학적 지표들은 일정한 범위를 벗어나지 않는다.

산소가 생명 유지에 없어서는 안 될 중요한 원소이지만, 만약에 21% 산소가 들어 있는 공기를 마시지 않고 100% 산소를 흡입하면 문제가 발생한다. 48시간 동안 100% 산소를 흡입하면 폐포에 물이 차고 폐 모세혈관에 손상이 생긴다. 고농도의 산소는 산소유리기 oxygen free radical 를 발생시키면서 폐 상피세포의 세포막과 단백질을 파괴한다.

필수 영양소들도 마찬가지다. 비타민 C는 항산화제로서 활성산소를 제거하는 데 도움이 되지만 고농도의 비타민 C는 오히려 세포 내에서 활성산소를 발생시킬 수 있다. 적당한 운동은 건강과 활력을 증진시키지만, 과도한 운동은 피로와 체력 감퇴를 불러온다. 적절한 양의 수면은 피로를 회복시키지만, 과도한 수면은 기력감퇴 혹은 무기력을 불러오기도 한다.

대부분의 야생동물들은 먹이를 섭취하는 데 절제를 잘한다. 필요한 만큼 먹으면 더 이상 먹지 않는다. 하지만 스트레스를 받는 경주용 말은 종종 과식으로 인해 산통을 겪는다. 산통으로 생명을 잃는 경우가 있어 말을 관리하는 사람들이 상당히 신경을 쓴다. 사람도 스트레스를 받으면 식욕이 오히려 증가하는 경우가 있다. 스트레스는 절제를 어렵게 만드는 중요한 원인 가운데 하나이다.

1. 과식

과식은 직접적으로 위를 팽창시킨다. 팽창한 위는 횡경막을 위로 밀어올린다. 횡경막이 위로 올라가면 얕은 호흡을 하게 된다. 위 내용물이 많으면 증가한 위산이 식도로 역류하여 명치가 타는 듯한 증상 heartburn 이 생긴다. 과식 후에 바로 눕는 습관이 지속되면 역류성 식도염이 발생할 수 있다.

과식은 비만의 원인이다. 몸이 에너지로 전환해서 사용할 수 있는 것보다 많은 양의 칼로리를 섭취할 때 신체는 그 여분의 칼로리를 중성 지방의 형태로 지방세포에 저장한다. 저장 지방이 증가함에 따라 각각의 지방세포의 크기가 증가하고 지방조직의 부피가 커지면서 비만이 발생한다.

지방세포가 저장할 수 있는 칼로리 한계를 넘게 되면, 남는 칼로리는 근육과 간에서 지방세포로 저장이 된다. 비만은 지방간, 고혈압, 당뇨병, 심혈관질환, 관절염, 암 등을 일으킬 수 있는 위험인자 가운데 하나이다.

과식은 당뇨병 발생의 원인 가운데 하나이다. 과식은 인슐린 저항성을 유발한다. 증가한 당분을 세포에서 대사하는 과정에서 과도한 활성산소 reactive oxygen species 가 발생하고 이것이 글루트4 단백질의 산화를 촉진하여 그 기능을 상실하게 한다. 과식으로 인한 체지방의 증가는 세포막에 삽입된 글루트4의 수를 감소시켜 인슐린 저항성을 유발한다.

곰팡이, 초파리, 선충류, 설치류, 영장류 등을 대상으로 한 칼로리 제한 소식 실험을 통해 소식은 노화를 억제하고 수명을 연장한다는 것이 밝혀졌다. 오키나와 장수인들은 미국인들보다 40%를 적게 먹는다.

남성보다 평균 25% 적게 먹는 여성은 남성보다 평균 5년을 더 오래 산다. 다른 동물들에 비해 수명 연장 효과가 크지는 않지만, 소식은 인간의 수명을 연장하는 데 도움이 된다.

사람을 대상으로 15% 정도 칼로리를 제한하는 최근 실험결과를 보면, 밤에 자는 동안 체온이 약간 떨어지고 기초대사율이 10% 감소하는 것을 확인했다. 대사를 통해 만들어지는 활성산소도 20% 감소하였다. 활성산소는 DNA손상, 세포 손상, 노화와 밀접한 관련이 있다. 소식을 하면 인간도 동면을 하는 동물들처럼 에너지를 저장하는 방향으로 전환한다.

아이들 중에서 아토피성 피부염과 천식을 앓고 있는 경우에 과잉행동장애를 보이는 경우가 많다. 이런 과잉행동장애 아이들의 식생활은 흰밀가루에 식용유와 설탕,향신료, 조미료를 넣고 식품첨가물로 방부제 살리실린산염, BHT, BHA 가 들어간 인스턴트 식품을 주로 먹는 공통점이 있다.

식품에 들어 있는 향신료와 방부제를 비롯한 식품첨가물은 뇌에서 미세한 뇌기능장해를 일으킨다. 특히 설탕이 과잉행동 장애를 일으킬 수 있는데, 설탕은 섬유질이 없어서 소화과정이 빠르기 때문에 급격히 혈당을 올려서 고인슐린혈증을 유발할 수 있다. 이로 인해 쉽게 서혈딩이 오고 두뇌작용에 장해를 일으킨다.

우리 뇌는 포도당을 주 에너지원으로 사용하기 때문에 저혈당증 상태에서는 과민반응을 보이고 안절부절 못하면서 사물에 집중을 못하게 된다. 과잉행동장애를 보이는 아이들은 설탕이 많이 들어간 인스턴트 식품보다 채소와 과일을 위주로 한 자연식물식 wholefoods, plant-based diet: WFPB diet 을 통해서 정신적 질병뿐만 아니라 아토피성 피부염과 천식과 같은 육체적 질병도 같이 치료할 수 있다.

과식을 피하고 절제된 식사를 하려면 식물성 식품을 위주로 식단을 구성하는 것이 좋다. 가능한 가공되지 않고 정제되지 않은 자연상태 그대로의 식품이 좋다. 음식을 조리할 때에도 단순한 재료를 단순하게 조리하여 적당량만 먹는 것이 좋다. 양념과 자극적인 조미료를 사용한 복잡한 요리는 과식을 불러일으키기 쉽다.

2. 영양보조제

비타민 C, 비타민 E, 베타카로틴은 대표적인 항산화제이다. 항산화제는 활성산소를 제거하여 DNA와 세포의 손상을 막기 때문에 노화를 예방하고 암의 발생을 억제하는 것으로 알려져 있다. 항산화제는 과일과 채소에 풍부하게 들어 있다. 대부분의 역학 연구와 관찰연구에서는 과일과 채소를 많이 섭취하는 사람들의 암 발생이 낮은 것으로 확인된다.

그런데 항산화제를 고용량의 영양보조제 형태로 몇 년 동안 복용하도록 한 후에 암 발생이 감소하는지를 살펴보면 대부분 효과가 없다는 결과가 나온다. 오히려 폐암의 경우에는 항산화제를 복용한 사람들에서 암이 더 많이 생긴다. 왜 이런 문제가 생기는 걸까?

사과 한 개에는 셀 수 없이 다양한 식물생리활성물질 피토케미컬 phytochemicals이 들어 있다. 비타민 C도 피토케미컬 중의 하나이다. 사과 100g에는 약 5.7mg 정도의 비타민 C가 들어 있다. 비타민 C만 추출해서 만든 영양보조제 한 알과 비교하면, 비교가 안 될 정도로 적은 양이다. 사과 100g 속에 들어 있는 비타민 C 5.7mg의 항산화효과는 영양보조제로 만든 합성 비타민 C 1,500mg의 효과와 같다.

사과의 항산화효과는 적은 양의 비타민 C와 다른 피토케미컬이 오케스트라처럼 조화를 이루어 만들어진 것이다. 그래서 많은 양의 비타민 C가 들어 있을 필요가 없는 것이다. 건강에 유익한 항산화제라고 해서 그것만을 추출하여 많은 양을 섭취하면 오히려 건강에 해를 끼칠 수 있다. 그것이 영양제에 대한 절제가 필요한 이유이다. 음식을 먹을 수 없는 특별한 경우를 제외하고 영양소는 반드시 음식을 통해서 섭취해야 한다.

3. 카페인(caffeine)

카페인은 중추신경계를 자극하는 물질이다. 피로감을 줄이고 졸음을 완화하며 각성효과를 가지고 있다. 이러한 효과는 카페인이 졸음을 유발하는 아데노신 adenosine 을 방해하기 때문이다. 독특한 향과 각성효과 때문에 많은 사람들이 카페인을 찾는다. 카페인은 주로 커피콩, 차, 콜라, 초콜릿 등에 들어 있다.

카페인은 인체에 여러 가지 부정적인 영향을 미친다.

① 카페인은 혈관을 수축하여 혈압을 올리고, 교감신경을 항진하여 심박동수를 증가시키고, 손떨림 tremor 을 일으킨다.

② 카페인은 수면을 방해한다.

③ 임신한 여성이 카페인을 하루에 300mg 이상 섭취하면 유산과 저체중 출생아의 위험이 커진다.

④ 카페인은 위산분비를 촉진한다.

⑤ 카페인은 칼슘 소실로 뼈를 약화한다.

⑥ 카페인을 중단하면 두통, 피로감, 우울감, 집중력 저하, 졸음, 위통, 관절통 등 다양한 금단증상이 나타난다. 가장 흔한 금단증상인 두통은 카페인의 혈관수축과 관련이 있다. 카페인은 뇌혈관을 수축시켜 뇌로 가는 혈류를 줄인다. 카페인을 줄이거나 중단하면 뇌혈관이 확장되면서 혈류량이 증가하는데, 이때 두통이 발생한다. 두통은 뇌가 늘어난 혈류량에 적응하면서 사라진다.

정신의학편람 DSM 제5판에 의하면, 하루에 카페인을 250mg 이상 섭취하고, 안면홍조, 불면증, 불안, 신경과민, 흥분, 이뇨, 위장관 장애, 근육연축, 빈맥 등 5가지 이상의 증상을 호소하면서 사회적 · 직업적 기능에 장애를 일으키면 카페인 중독 caffeine intoxication 으로 진단을 한다.

표 13-1 식품별 카페인 함량

제품	카페인 함량
에스프레소 한 컵	100mg
즉석 커피 한 컵	65mg
카페인이 들어 있는 청량음료	45mg
진통제 한 알	50mg
흥분제 한 알	100~200mg
체중감량 알약	75~200mg
초콜릿 1온스	29mg
코코아 한 컵	5mg

4. 흡연

흡연은 가장 보편화된 약물 사용이며, 중독성이 있는 것으로 알려져 있다. 담배를 피우면 폐암, 심근경색, 만성 폐부전 및 신생아의 선천성 장애를 일으킬 수 있다고 보고되었다. 임신한 상태에서의 흡연은 기형아, 저체중아, 미숙아를 낳을 위험률이 높고 유산이나 사산이 될 확률도 높다.

간접흡연은 직접 흡연과 동일한 위험이 있다는 사실이 알려졌다. 간접흡연의 주요 피해로는 폐암, 심혈관 질환과 폐기종, 기관지염, 천식 등의 호흡기 질환 등이 있다. 특히 메타 분석으로 얻은 결과에 의하면, 담배를 피우는 배우자와 결혼한 비흡연자는 폐암에 걸릴 가능성이 20~30% 가량 높다. 또한, 직장에서 담배 연기에 노출된 비흡연자가 폐암에 걸릴 가능성이 16~19% 정도 증가하였다.

2002년에 행해진 WHO의 연구에 따르면, 비흡연자들은 흡연자와 같은 발암물질에 노출된다고 한다. 담배 연기에는 벤조피렌을 비롯한 69종의 알려진 발암물질과 다른 탄화수소 물질들 및 방사성 물질들이 포함되어 있다.

니코틴 nicotine 은 중독성이 강해서 흡연 습관을 끊기 어렵다. 금연을 시도할 때 도움이 되는 습관을 살펴보면 다음과 같다.

① **자신의 습관 관찰하기:** 하루 중 주로 언제 담배를 피우게 되는지를 관찰해 본다. 잠자리에 들 때, 아침에 일어날 때, 커피 한 잔을 마실 때, 친구를 만날 때, 식사를 마친 직후 등과 같이 흡연하고 싶은 상황들을 벗어나야 한다.

② **새로운 환경 찾기:** 일정이나 모임, 주변 환경을 바꾸려는 노력이 필요하다. 열려 있고 편안한 환경에서 건강에 좋은 활동을 하도록 하자.

③ **친구와 친척 포함 시키기:** 주변 사람들에게 금연을 결심했다고 알리자. 분명히 지지해 주는 사람이 있을 것이다. 가능하면 금연을 결심한 다른 사람들과 같이 서로 격려해 주는 것이 좋다.

④ **식사에 신경 쓰기:** 해독과정에서는 풍부한 과일과 채소를 먹어야 한다. 물과 레몬 주스를 수시로 마시자. 이 과정을 통해 몸에서 니코틴을 제거하고 담배를 피우고 싶은 갈망을 줄일 수 있다.

⑤ **운동하기:** 신체 운동을 하면 해독으로 인한 긴장감으로부터 이완되고 웰빙 상태에 이르게 된다.

⑥ **자신에게 보상하기:** 금연을 실천하면서 절약한 돈으로 자신에게 보상을 하는 것도 좋은 방법이다.

⑦ **영적인 도움:** 담배를 끊고 좋은 습관을 갖게 해 달라고 기도하는 것도 큰 도움이 된다.

5. 음주

2010년 유럽 성인 36만 명의 음주 습관과 암 발생률을 조사한 결과, 남자 암 환자의 10%, 여자 암 환자의 3%는 술로 인해 발생한 것으로 나타났다. 구강, 인두, 후두, 식도 부위에 생긴 암의 경우, 술이 원인일 가능성이 44% 남자 와 25% 여자 였다. 간암의 경우, 33% 남자 와 18% 여자 였고, 대장 · 직장암은 17% 남자 와 4% 여자 였다. 유방암의 경우, 5% 정도가 마신 술의 총량과 관계가 있었다.

술로 인해 암이 발생하는 기전은 두 가지로 설명한다. 첫째, 술의 주성분인 알코올이 인체가 흡수한 발암물질을 녹여 점막이나 인체 조직에 쉽게 침투할 수 있게 해준다. 둘째, 알코올 분해로 생성된 강한 독성물질인 아세트알데히드 acetaldehyde 가 DNA의 복제를 방해하거나, 활성산소를 만들어 DNA를 파괴해 암을 발생시킨다. 이에 따라 세계보건기구 WHO 산하 국제암연구소는 알코올과 부산물인 아세트알데히드의 위험성에 대해 경고하며 이를 석면, 방사성 물질과 동급인 1급 발암물질로 지정하였다.

음주는 주의력, 판단력, 지각능력, 눈 기능을 저하시키며 쉽게 졸음을 부른다. 이에 따라 음주량의 판단을 제대로 못하게 되어 운전에 지장이 없다고 착각하게 만든다. 운전 시에도 위급 상황에 대한 대처 능력이 떨어지게 된다. 또 눈 기능 저하로 시야가 좁아져 운전에 영향을 주는데 정상인의 눈 기능도 20~30%나 저하되는 야간에는 그 위험성이 더욱 커지게 된다.

1935년 밥 박사 Dr. Bob 와 빌 Bill. W 에 의해 미국 오하이오주에서 시작된 AA Alcoholics Anonymous 는 200만 명 이상이 가입되어 있는 국제적인 모임이다. AA 모임의 근본 목적은 술을 마시지 않고 다른 알코올 의존증 사람들 및 알코올 중독자들이 술을 끊도록 서로 도와주는 것이다. AA 자체 자료에 따르면 36%의 회원들이 1년 이상 단주를 유지했다는 통계가 있으며, AA 프로그램은 다른 어떤 단독적인 치료법보다 비교적 많은 알코올 중독자들이 술을 끊고자 하는 목표를 달성하고 온전한 단주상태를 유지하는 데 도움이 되는 것으로 신뢰도가 높다.

한국에서도 AA모임이 있는데, AA 한국연합에서는 거의 매달마다, 홈페이지나 그룹으로 모임장소를 공지하고 있다. 참석하기를 희망하면 AA 전국 그룹 모임 일람표를 참조하면 된다. 단, 술을 끊기를 원하는 목적이어야 한다. 가족 중에 알코올 중독자가 있다면 AA와 흡사하게 술을 끊기 위한 목적으로 모이는 자조모임으로 알아논 Al-Anon 과 알아틴 Alateen 이 있다.

알아논 Al-Anon 은 알코올 중독자의 가족들의 자조모임이다. 알아틴 Alateen 은 알코올 중독자 아버지나 어머니, 또는 둘 다를 두고 있는 자녀들의 자조모임이다. 알아논과 알아틴은 익명이 원칙이다. 가족 중에 술을 끊게 하고 싶은 사람이 있으면 그 모임에 참석하여 멤버들로부터 자문을 구할 수도 있다.

6. 인터넷 중독

인터넷 중독 장애 Internet Addiction Disorder:IAD 라는 말은 1996년에 처음 언급되었다. 인터넷이 다른 중독 증상과 마찬가지로 내성과 금단 현상 및 심리 · 사회적 문제를 야기할 수 있다는 데서 비롯된다. 영 Young 은 인터넷 중독을 새로운 중독 장애의 일종으로 분류하면서 "인터넷 중독이란 인터넷 사용에 의존하는 사람들이 중독적 행동 양상을 보이는 것으로 인터넷 사용이 병리적 도박이나 섭식 장애, 알코올 중독 등의 다른 중독들과 비슷한 양상으로 학문적 · 사회적 · 재정적 · 직업적 생활에 부정적 영향을 미치는 것이다."라고 정의했다.

인터넷 중독의 종류에는 게임 중독, 사이버 관계 중독, 사이버섹스 중독, 네트워크 강박증, 정보과몰입 등이 있다.
각각을 살펴보면 다음과 같다.

① **게임 중독**: 강박적으로 컴퓨터 게임을 하는 것을 말한다.
② **사이버 관계 중독**: 사이버상에서의 관계에 과도하게 개입하는 것을 말한다. 채팅이나 이메일 등을 통해 관계를 시작하며 유지하게 된다.
③ **사이버섹스 중독**: 이것은 성인 사이트를 통해 가상적인 섹스를 즐기고 더욱 더 자극적인 것을 찾기 위해 성인 대화방이나 성인 사이트를 충동적으로 찾고 모든 시간을 투자하는 유형이다.
④ **네트워크 강박증**: 충동적인 온라인 도박, 쇼핑, 경매를 하거나 강박적으로 온 라인을 통해 매매하는 것을 말한다.

⑤ **정보과몰입:** 웹서핑, 자료검색, 홈페이지 구축 등에 중독적으로 매달리는 현상을 가리킨다.

여러 가지 정신질환이 인터넷 중독의 원인이 될 수도 있고 인터넷 중독의 결과 이런 정신질환이 유발될 수도 있다. 가장 흔히 동반되는 질병은 우울증과 대인공포, 대인기피증이다. 도박과 같은 다른 충동조절장애가 동반되는 경우도 흔하고 약물이나 알코올 의존의 비율도 높다. 주의력 결핍 · 과잉행동장애가 동반된 경우 인터넷 중독에 빠지기도 한다. 이런 정신과적 질병이 인터넷 중독에 동반된 경우 반드시 함께 치료를 해야 한다.

한국정보화진흥원 인터넷중독예방상담센터는 2002년도에 설립된 이후 인터넷 중독 무료상담 및 예방활동을 꾸준히 하고 있으며, 유아부터 성인에 이르기까지 생애주기별 상담치료 프로그램을 개발하여 전국 상담기관에 보급하고 있다.

공 기(Air)

1. 신선한 공기(fresh air)

신선한 공기란 먼지나 대기오염 물질이 없어 건강에 좋은 야외의 깨끗한 공기를 말한다. 대기오염 물질에는 석탄을 연소할 때 발생하는 아황산가스 SO_2 , 자동차 배기가스인 질소산화물 NO_2 , 연료의 불완전 연소에 의해 발생하는 일산화탄소 CO 와 탄화수소 HC , 오존 O_3 , 납, 미세먼지 PM10 , 초미세먼지 PM2.5 등이 있다.

신선한 공기는 나무와 숲에 의해 만들어진다. 대부분의 대기오염 물질은 잎의 기공을 통해 제거된다. 기공 내부에 있는 수막 water films 에 의해 흡수되어 산 acids 으로 변한다. 미세먼지와 초미세먼지는 잎의 표면에 붙어 있다가 비에 의해 땅으로 떨어진다. 나무는 태양의 복사열을 증산과 증발에 사용하기 때문에 주변 공기를 시원하게 한다.

식물은 이산화탄소를 흡수하고 산소를 방출한다. 결국, 신선한 공기는 나무가 많고 숲이 울창한 곳에서 만들어질 수밖에 없다. 그러므로 자연을 가까이 하고 산과 숲속을 걷는 것은 건강한 생활습관 가운데 하나이다.

2. 숲과 건강

울창한 숲에서 내뿜는 신선한 공기를 마시면 스트레스 호르몬 코티솔 Cortisol 이 감소한다. 창밖으로 나무와 꽃들을 보는 것만으로도 환자들의 회복속도는 빨라진다. 도시 풍경은 불안과 두려움을 자극하는 뇌의 편도체로 가는 혈액량을 증가시키고, 자연의 풍경은 공감과 이타심을 일으키는 뇌의 영역을 활성화한다. 숲속을 걸으면 부정적 생각을 반복적으로 일으키는 뇌의 활성이 감소하여 차분하고 침착한 마음을 갖게 된다. 자연은 사람을 선하게 하고 차분하게 한다. 숲이 있는 지역에 거주하는 사람들은 우울증에 잘 걸리지 않고, 폭력과 자살 및 범죄와 학생들의 집단 괴롭힘 건수가 적다.

숲속을 걸으면 교감신경의 흥분이 진정되고 심장의 박동수와 혈압이 감소한다. 또한 면역세포 NK cell 의 개수와 활성이 증가하고, 자연 항암단백질 perforin, granzyme A/B, granulysin 의 수치가 상승하는데, 이 상승효과가 30일 동안 지속된다. 자연과 가까운 지역에 사는 사람들의 사망률이 낮은 것은 어쩌면 당연한 결과인지도 모른다.

자연은 그 자체로 치료제이다. 숲이 건강에 미치는 긍정적 효과를 단지 신선한 공기만으로 설명할 수 없다. 오감을 자극하는 다양한 자연의 요소들이 복합적으로 작용한 결과이다.

3. 호흡생리

호흡은 단순히 숨을 쉬는 것을 의미하는 것이 아니라, 흡입한 산소가 세포 안에서 에너지를 만드는 데 사용되고, 그 과정에서 생성된 노폐물인 이산화탄소를 몸 밖으로 내보는 전 과정을 포함한다. 음식으로부터 공급된 포도당 한 분자가 충분한 산소가 있는 조건에서 미토콘드리아에서 38 ATP의 에너지를 만든다. 이것을 산화적 인산화라고 한다.

만약 세포 내에 산소가 부족한 상태 hypoxia 가 되면 포도당 한 분자는 미토콘드리아로 이동하지 못하고 세포질에서 단지 2 ATP의 에너지만 생성한다. 호흡은 세포에 적절한 산소를 공급하여 에너지를 만들고 충분한 양의 이산화탄소를 내보는 것으로 요약할 수 있다.

공기 중 산소의 농도가 낮거나 이산화탄소를 충분히 내보내지 못하고 조직에 남게 되면 문제가 생긴다.

일반적으로 성인은 1회 호흡할 때 약 500mL tidal volume, 1회 환기량 의 공기를 들이쉬고 내보낸다. 공기를 최대한 들이마셨다가 내뿜을 수 있는 가스의 최대량을 폐활량이라고 하는데, 여자는 2,500mL, 남자는 3,500mL 정도이다. 1회 흡기량 500mL 가운데 실제로 폐포에서 가스 교환을 하지 않고 기도와 기관지만을 통과하는 사강 dead space 이 있다. 사강은 1회 환기량의 약 1/3 정도이다.

횡경막이 아닌 늑간근육 intercostal muscles 만을 사용하는 흉식 호흡 chest breathing 은 얕은 호흡 shallow breathing 이기 때문에 충분한 환기를 하지 못한다. 얕은 호흡은 이산화탄소를 충분히 배출하지 못하기 때문에 조직 내에 이산화탄소가 쌓이게 된다. 이산화탄소의 증가는 두통, 어지러움, 무기력, 피로, 근육통 등의 증상을 유발한다.

이산화탄소의 증가는 호흡횟수를 증가시키지만 얕은 호흡은 1회 환기량보다 사강 dead space 을 증가시킨다. 얕은 호흡은 주로 불안, 긴장, 스트레스 상황에서 나타난다. 늑간근육과 횡경막을 모두 사용하는 복식 호흡 abdominal breathing 은 1회 환기량을 증가시키기 때문에 산소공급과 이산화탄소 배출을 용이하게 한다.

운동은 호흡횟수 respiratory rate 와 1회 환기량 tidal volume 을 증가시키고, 호흡근육을 강화시킨다. 운동은 골수에서 적혈구의 생성을 촉진하여 더 많은 산소를 공급하게 한다.

4. 호흡습관

신선한 공기를 마시는 것도 중요하지만 그에 못지않게 중요한 것이 호흡 습관이다. 호흡하는 자세가 중요한데, 허리를 굽히거나 어깨를 숙이는 자세는 좋지 않다. 허리를 똑바로 펴고 어깨를 뒤로 젖히는 자세는 횡경막과 늑간근육을 자유롭게 움직이게 하여 적절한 호흡을 가능하게 해준다.

복식 호흡은 공기를 들이마실 때, 먼저 배를 부풀리고 그 다음에 가슴을 확장하는 순서로 한다. 호흡할 때 코, 인두, 후두, 가슴, 배를 통과하는 공기의 움직임에 집중하면서 그 흐름을 느끼는 것이 좋다. 공기를 들이마시고, 잠깐 숨을 참고서 마음속으로 "하나, 둘, 셋"숫자를 센 다음에 천천히 길게 내쉬는 습관은 불안과 긴장을 줄여주고 마음을 안정화시키는 데 도움을 준다.

스트레칭은 모세혈관과 미세동맥을 확장시키고, 모세혈관의 수를 증가시켜 혈액의 흐름을 원활하게 하는 효과가 있다. 긴장상태에서 얕은 호흡으로 인해 세포호흡이 부족할 때, 스트레칭은 혈액 순환을 증가시키기 때문에 도움이 될 수 있다.

Check point

올바른 호흡 생활

1. 바른 자세로 복식호흡을 하자.
2. 얕은 호흡보다 깊은 호흡을 자주 하자.
2. 규칙적으로 운동하자.
3. 가능한 나무와 숲을 가까이 하자.
4. 실내 오염원을 줄이고 자주 환기하자.

5. 실내공기 오염

오염된 공기라고 하면 자동차가 뿜어내는 시커먼 매연과 공장에서 배출되는 아황산가스, 질소화합물, 탄산가스 등으로 인한 대기오염만을 떠올린다. 그러나 우리가 간과하고 있는 것은 실내공기의 오염 역시 건강에 커다란 영향을 미치고 있다는 것이다. 특히 겨울철이면 바람이 들어올 틈을 모두 막아버리고 석유나 가스를 연료로 하는 난로를 사용하는 경우가 많다. 이때 연소되는 과정 중에 생성되는 이산화탄소, 이산화질소, 수산화탄소, 타르 등은 인체에 해를 끼친다.

또한, 집안 곳곳에 번식하고 있는 곰팡이도 문제이다. 도심에 지어진 대부분의 아파트는 매우 밀집되어 있어서 햇빛이 집안 전체를 골고루 비추기 어렵게 설계되어 있다. 더군다나 카펫이 깔려 있다면 먼지와 곰팡이가 서식하기에 안성맞춤이다.

그 밖에도 대부분의 가정에서 사용하고 있는 각종 스프레이나 화학 청소제, 흡연 등으로 인해 실내공기가 오염되고 있다. 하루종일 집 안에서 생활하는 주부나 미취학 아동들에게 실내공기 오염은 대기오염 못지않게 심각한 문제이다. 그리고 건축과정에서 사용하는 여러 화학물질들이 계속 스며나오는 것도 또 다른 문제요인이 될 수 있다.

실내 공기오염 물질의 발생을 줄이는 노력과 함께 실내 공기를 자주 환기하는 것이 중요하다. 사람이 호흡을 통해 산소와 이산화탄소를 환기하듯이 집도 바람을 통해 실내와 실외의 공기를 환기해야 한다. 외부 미세먼지가 적을 때 하루 1회 이상 창문을 열어야 한다.

실내 오염물질의 발생이 많은 겨울철에는 자주 창문을 열고 환기를 해야 한다. 이럴 때 직접 찬 공기를 마시는 것보다는 옆방의 창문을 열어 놓고 간접적으로 마시는 것이 좋다. 환기 시간은 대기가 정체되는 새벽이나 밤을 피하고 오전 9시에서 오후 6시 사이에 하는 것이 좋다.

6. 미세먼지와 초미세먼지

건강을 위해서는 신선한 공기 fresh air 가 필요하다. 세계보건기구 WHO 는 전 세계 92%가 대기오염으로 인한 영향을 받고 있다고 보고했고, 이로 인해 해마다 600만 명 이상이 목숨을 잃고 있다고 경고했다. 대한민국은 미세먼지로 인한 공포에 정부 및 지자체에서는 미세먼지와의 전쟁을 선포하고 있다. 기업들도 미세먼지 저감을 위한 다양한 제품들을 내놓고 있는 실정이다.

미세먼지란 무엇이고, 인체에 어떤 영향을 미치며, 해결책은 어떤지 살펴보자.

먼지는 입자 크기에 따라 미세먼지, 초미세먼지로 나뉜다. 세계보건기구 WHO 는 지름 10마이크로미터 μm 이하 먼지는 미세먼지, 지름 2.5μm 이하는 초미세먼지로 규정하고 있다. 미세먼지의 원인은 다양하다. 일부 미세먼지는 산불이나 황사 등을 통해 자연적으로 발생한다. 하지만 대부분은 석유, 석탄과 같은 화석연료를 태우거나 자동차 매연가스에서 나오는 대기오염물질에서 유발되는 것으로 알려져 있다. 미세먼지나 초미세먼지는 기관지를 거쳐 폐에 흡착돼 호흡기질환을 일으키는 것으로 알려졌다. 하지만 최근 연구에 따르면 미세먼지는 호흡기와 직접적 연관이 없는 간, 비장, 중추신경계, 뇌, 심지어 생식 기관까지 손상할 수 있는 것으로 밝혀졌다.

미세먼지의 오염도는 서울의 경우 2002년부터 2012년까지 꾸준한 감소를 보였으나 이후에는 증가하는 경향도 보이고 있다. 2016년 봄 고농도미세먼지 사태는 기상조건에 따라 앞으로도 반복적으로 발생할 가능성이 높다. 특히 초미세먼지 PM2.5 는 2차 미세먼지의 기여도가 상당히 높아서 이를 줄이려면 재료가 되는 대기오염 물질들을 종합적으로 줄이는 것이 필요하다.

초미세먼지 관리는 쉽지 않고 종합적인 관리대책이 필요하며 이는 단기간에 효과를 거두기 어렵다. 앞으로 미세먼지 해결을 위해서 단기적 · 중장기적 대책 수립이 필요할 것으로 보인다.

우선 단기적인 대책으로는 고농도일 경우 차량 2부제를 검토해 볼 수 있다. 2014년 프랑스 정보와 파리 시당국은 하루 동안 시내 전 지역에서 승용차와 오토바이 등 오염물질을 배출하는 개인용 교통수단의 통행을 2부제로 전환했다. 파리에서 2부제와 같은 강력한 정책을 시행한 것은 1997년 이래 17년 만이었다.

베이징시정부는 2014년에 열린 아시아태평양경제협력체 APEC 정상회의 기간 동안 스모그를 막기 위해 시행한 '차량 2부제'가 실제로 효과를 거뒀다고 발표했다. 베이징시 정부에 의하면 해당 기간 베이징 지역 내 초미세먼지 일일 평균 농도가 평균 55% 이상 옅어졌다고 한다.

중장기적인 대책으로는 석탄 화력발전소 전면 재검토 및 재생 에너지의 비중을 확대하는 것이다. 앞으로는 석탄발전소를 증설하지 않고 LNG발전소로 대체하거나 친환경 재생에너지의 비중을 확대해야 한다. 그러한 중장기적 대책만이 미세먼지 문제 해결에 도움을 줄 수 있다.

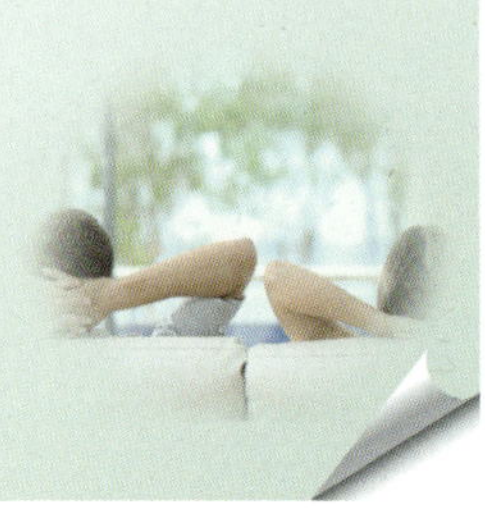

휴 식 (Rest)

1. 인체의 주기(cycles)

심장 주기 cardiac cycle 는 수축기와 이완기로 구성된다. 수축기는 온몸으로 혈액을 보내기 위해 심장근육이 수축하는 단계이고, 이완기는 전신으로부터 혈액을 받아들이기 위해 심장이 확장되어 다음 수축을 준비하는 단계이다. 심장은 분당 70회 정도 수축하고, 1회 박동주기는 약 0.8초 정도이다. 이완기 0.5초 는 수축기 0.3초 보다 항상 길다.

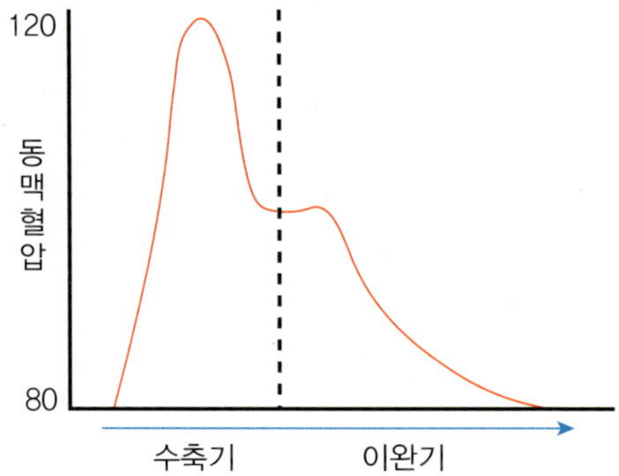

그림 15-1 심장의 박동 주기

호흡 주기 respiratory cycle 는 공기를 폐에 채우는 흡기, 산소와 이산화탄소의 가스교환, 폐에서 공기를 밖으로 내보내는 호기로 구성된다. 흡기에는 늑간근육과 횡경막을 능동적으로 수축하지만 호기는 폐와 근육의 탄력성에 따라 수동적으로 이루어진다. 호흡주기는 분당 약 15회 정도이고 호기가 흡기보다 더 길다.

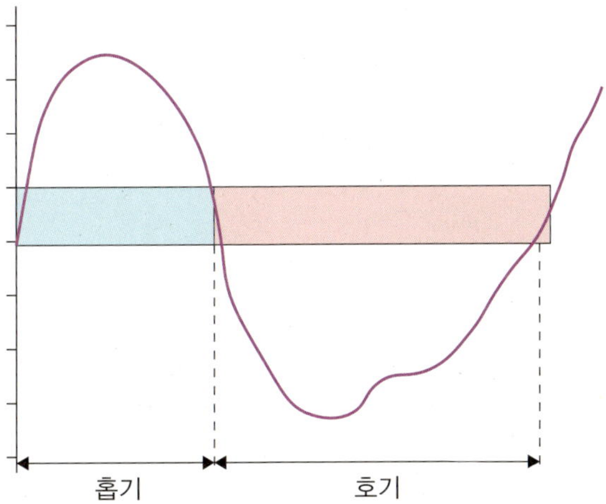

그림 15-2 폐의 호흡주기

세포 주기 cell cycle 는 한 개의 세포가 세포분열을 통해 두 개의 세포가 되는 과정을 말한다. G1은 세포의 크기가 증가하는 시기이고, S는 DNA가 두 배가 되는 시기이며, G2는 세포가 좀 더 성장하여 분열을 준비하는 시기이고, M은 한 개의 세포가 두 개의 세포로 나누어지는 시기이다. 세포분열을 마친 세포는 G1으로 진행하지 않고, G0시기에 들어간다. G0는 세포가 분열을 중단하는 시기로 휴식기 resting phase 라고도 한다.

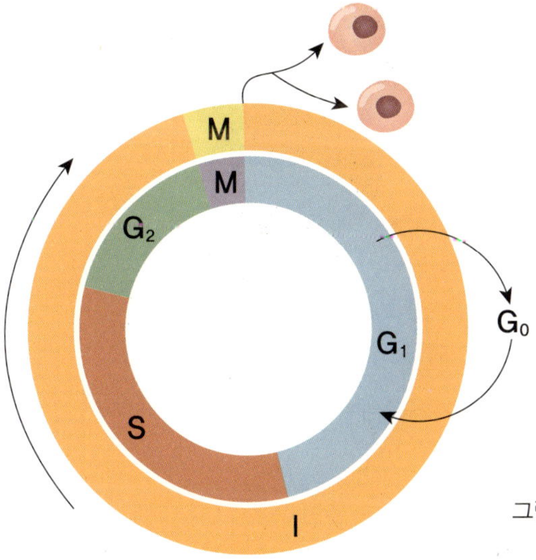

그림 15-3
세포 주기
〈https://en.wikipedia.org/wiki/Cell_cycle〉

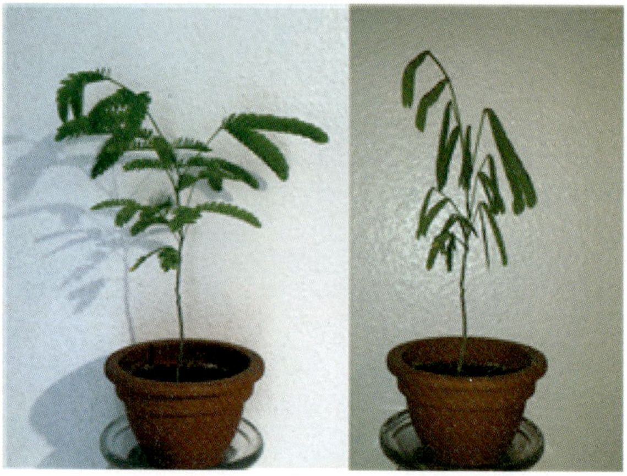

그림 15-4 밤에는 자는 식물

〈https://en.wikipedia.org/wiki/Circadian_rhythm〉

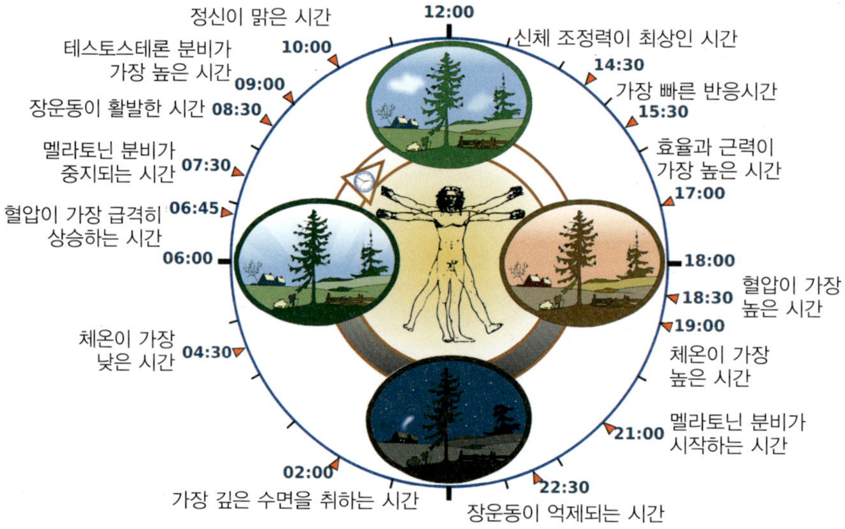

그림 15-5 인간의 생체시계

〈https://en.wikipedia.org/wiki/Circadian_rhythm〉

24시간 주기 circadian rhythm 는 식물, 동물, 곰팡이, 세균 등 대부분의 생물에서 나타나는 현상이다. 인간의 몸은 24시간을 주기로 활동한다.

스트레스 호르몬 코티솔 은 아침에 급격히 상승하고 밤 10시경에 가장 낮다. 오후 6~7시경에 혈압과 체온이 가장 높고, 잠을 자는 시간에 혈압이 가장 낮고 새벽 4~5시경에 체온이 가장 낮다. 밤 9시경부터 멜라토닌이 분비되기 시작하고 새벽 1~2시경에 가장 높으며, 아침 7~8시경에 분비를 멈춘다.

오전과 오후에 활동하던 장운동은 밤 10~11시경에는 움직이지 않는다. 가장 깊은 잠을 자는 새벽 2시경에는 면역세포 T cell 의 수치가 가장 높다. 자율신경계의 교감신경은 낮에 주로 활동하고 부교감신경은 밤에 활동한다. 이렇게 인간의 생체시계는 낮과 밤, 24주기와 연동하고 있다. 낮에는 생체시계가 왕성한 활동에 맞추어져 있고, 밤에는 휴식과 회복에 맞추어져 있다.

2. 휴식의 의미

휴식은 억지로 노력하지 않아도 정기적으로 찾아오는 생체 리듬 중 하나이다. 과로하면 피로하고, 밤이면 졸음이 밀려드는 것은 생체시계가 보내는 신호이다. 이 생명의 신호인 피로감을 존중해야 한다.

피로는 우리 몸의 어떤 기능이 저하되고 있음에 대한 경고이면서 동시에 기관의 손상을 막기 위한 안전장치이다. 즉, 피로를 느끼는 것은 전신 조직이 쉬어야 할 필요가 있음을 예고해 주는 신호이다. 피곤함을 느끼면서도 휴식을 취하지 않으면 아무리 고가의 보약을 먹는다고 해도 일시적으로 피로감을 느끼지 못하게만 할 뿐 나중에는 더 큰 질병으로 이어질 수 있다. 휴식은 결코 빈둥거리거나 시간을 낭비하는 것이 아니라 몸을 회복시키고 새로운 활력을 불어넣는 것이다.

3. 항암유전자, TP53

'코끼리는 암에 걸리지 않는다. Elephants don't get cancer '2015년 10월 뉴스위크 Newsweek 잡지의 표지 제목이다. 몸을 구성하는 세포의 수와 돌연변이 발생 가능성을 고려하면 인간과 다른 동물에 비해 암 발생률이 훨씬 높아야 하지만 코끼리는 좀처럼 암에 걸리지 않는다. 코끼리의 세포에는 TP53이라는 유전자가 40개가 있기 때문이다. 사람의 세포에는 TP53이 2개가 있다. 유전적으로 TP53 유전자가 한 개만 있는 환자 Li-Fraumeni syndrome 는 70세까지 산다고 가정할 때, 90% 이상 암에 걸린다.

TP53은 강력한 항암유전자 tumor suppressor gene 이다. 손상된 DNA를 가진 세포가 세포분열을 하려고 할 때, TP53은 그 세포의 세포주기를 멈춘다. cell arrest 세포를 일시적으로 휴식상태로 전환한 후 손상된 DNA를 수리 DNA repair 하기 시작한다. 만약 수리가 불가능할 정도로 심각한 손상이 있으면 세포사멸 프로그램 programmed cell death 을 작동하여 세포 스스로 자살하게 만든다.

TP53의 기능에 문제가 생기면 세포분열 과정에서 손상된 DNA는 그대로 다음 세대에 전달되어 돌연변이 발생 가능성을 높인다. 누적된 돌연변이는 정상세포를 암세포로 변하게 한다. 그래서 TP53 유전자가 제대로 작동하지 않으면 암이 발생할 가능성이 높아진다.

TP53 유전자는 세포의 손상을 감시하고, 세포를 휴식상태로 만들어 수리하며, 때로는 세포를 영원히 잠들게 한다 세포사멸 . 그리고 TP53유전자는 야간에 분비되는 멜라토닌에 의해 활성화된다. TP53 유전자는 휴식과 밀접하게 관련이 있다.

4. 야간 일과 암

밤에 잠을 자지 않고 지속적으로 인공적인 불빛을 눈에 비치게 하면 생체시계의 혼란과 함께 건강에 심각한 문제가 발생한다. 야간 일은 면역기능의 리듬을 파괴하여 감염, 자가면역질환, 심혈관질환, 대사질환, 암 등의 발생 가능성을 높인다.

야간 일은 멜라토닌 melatonin 의 분비를 억제한다. 멜라토닌은 활성산소를 제거하는 항산화제이자 면역기능을 활성화하는 호르몬이다. 멜라토닌은 성호르몬 에스트로겐, 프로게스테론의 암세포 증식 효과를 억제한다. 특히 야간에 분비되는 멜라토닌은 TP53 항암유전자를 활성화시킨다. 낮에 활동하며 발생한 활성산소는 밤에 멜라토닌에 의해 제거된다. 멜라토닌에 의해 활성화된 TP53 유전자는 충분한 휴식과 깊은 수면을 하는 동안 활성산소에 의해 손상된 DNA를 수리하고 복구한다. 야간일은 면역기능을 약화시킬 뿐 아니라 멜라토닌 생산을 억제하여 TP53 유전자의 활성화를 막는다.

5. 피로의 형태

피로는 불규칙한 생활이 원인이다. 잠자는 시간, 일하는 시간, 식사시간 등이 일정하지 못하고 불규칙적일 때, 생체 리듬이 깨어진다. 사람은 24시간을 주기로 체온과 호르몬 분비, 소화 능력, 배변, 작업능력 등이 일정한 리듬을 갖는다. 이런 리듬이 깨어질 때 자신이 가지고 있는 능력을 충분히 발휘할 수 없으며, 쉽게 피로해지고 질병에 잘 걸린다. 정신과 육체는 아주 밀접하게 연결되어 있어서 육체가 몹시 피로하면 정신이 크게 영향을 받고, 정신적으로 과로하면 육체가 치명적인 손상을 받는다.

기본적으로 피로에는 세 가지 형태가 있다. 그 첫 번째는 중독성 피로라고 하는 것으로, 대부분 병에 걸리면 지치고 피곤한 증세를 갖게 된다. 이런 형태의 피로는 침대에서 쉬라는 신호이며, 몸이 그 상황을 극복하거나 상태가 낫게 될 때까지 편안하게 쉬어 주어야 한다.

또 다른 형태의 피로는 정상적 활동과 스트레스에서 기인되는데, 긴장성 hypertonic 피로와 이완성 hypotonic 피로로 나눌 수 있다. 긴장성 피로는 주로 과도한 정서적 스트레스 때문에 생기는 것이다. 이러한 피로는 무엇을 너무 골똘히 생각하거나, 걱정을 과도하게 할 때, 또는 크게 낙담하여 실망할 때 생긴다. 이때 근육은 긴장해 있고, 극도로 몸은 지쳐 있다.

이런 형태의 긴장성 피로를 해결하는 방법은 의외로 간단한데 바로 운동을 하는 것이다. 적어도 30분 정도 활기차게 걷기만 해도 좋아지는데, 이 경우 가장 나쁜 것은 푹신한 의자에 앉아 TV를 시청하는 것이다. 즉, 정신 · 신경계통에서 오는 피로를 없애는 최선의 방법은 근육을 써서 운동을 하는 것이다.

반면에 이완성 피로는 반복된 육체적 활동에서 기인된다. 근육과 골격 구조가 너무 많은 반복활동을 하기 때문에 생긴 것이다. 만일 당신이 목수, 미장공, 가정부라면 하루 종일 일한 저녁에 이와 같은 형태의 피로를 자주 경험할 것이다. 육체적 피로의 첫 번째 증상은 능률의 저하이다. 기술자들은 생산성이 저하되고 잦은 실수를 하게 된다. 피로에 지친 축구 선수들은 더 많은 부상의 위험에 놓인다.

육체가 피로하다는 신호를 보낼 때 제대로 알아차릴 수 있어야 한다. 육체의 리듬을 따라서 일하라! 그러면 무리하게 몸을 혹사시키지 않아도 될 것이다. 육체적으로 피로하면 당신의 근육은 점점 더 쉽게 지치게 되어, 일상 업무를 다시 시작하기 위해서는 결국 더 오랜 휴식 시간을 필요로 하게 된다.

육체의 피로는 현재 몸이 불편하다는 징후이며 쉬는 것만이 해답이다. 그리고 휴식은 육체가 피로를 회복할 수 있는 유일한 방법이다. 쉬는 동안 육체는 재충전되고, 노폐물은 제거되며, 몸은 다시 활력을 얻게 된다.

6. 휴식의 원칙

(1) 생체시계에 맞는 휴식

인체는 생체시계에 따라 일정한 리듬을 갖고 활동과 휴식을 반복한다. 심장의 경우, 일을 하는 수축기가 있는가 하면 휴식하는 이완기가 있다. 심장의 박동은 낮에는 빠르지만 밤에는 느리다. 낮에는 혈압이 상승하지만 밤에는 감소한다. 심장은 밤에 긴 휴식을 한다.

음식이 위와 소장을 통과하는 시간은 약 6~8시간이 걸린다. 과식을 하거나 육류를 먹으면 소화시간이 더 오래 걸린다. 대장을 통과하여 대변으로 나오는 데 걸리는 시간은 평균 40시간 24~72시가 정도이다.

한창 소화를 하고 있을 시간에 음식물을 섭취하는 것은 위와 장을 피로하게 하는 것이다. 밤 10시 이후에는 장운동이 감소한다. 장도 밤에 휴식을 취한다. 야간에 음식을 먹으면 수면의 회복효과가 떨어져 아침에 더 피곤하게 된다.

스트레스 호르몬인 코티솔은 밤 10시경에 가장 낮고, 수면을 유도하는 멜라토닌은 저녁 8시부터 상승하기 시작한다. 늦어도 10시에는 잠을 자는 것이 좋다.

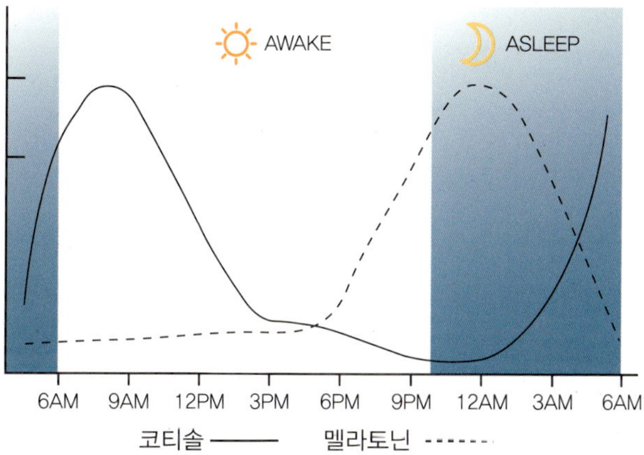

그림 15-6 코티솔과 멜라토닌의 하루 주기

〈https://www.bepure.co.nz/blogs/news/5-tips-better-sleep-energy〉

야간에 일을 하는 사람들은 멜라토닌 수치가 낮다. 멜라토닌은 낮보다 밤에 10배 정도 많이 분비된다. 낮에 잠을 자더라도 부족한 멜라토닌을 충분히 보충할 수 없다. 어쩔 수 없이 야간 일을 해야 한다면 잠깐이라도 교대로 잠을 자는 것이 좋다.

(2) 마음의 휴식

몸이 휴식을 취하고 있더라도 마음에 휴식이 없다면 참된 휴식이라고 할 수 없다. 사람이 정신적 스트레스 없이 생활한다는 것은 불가능하다.

긴장과 초조, 불안과 우울, 걱정과 염려, 분노와 미움, 외로움과 슬픔 등의 정신적 스트레스가 단기간에 발생할 때는 크게 문제가 안 되지만 장기간 지속적일 때는 육체를 서서히 병들게 한다. 경쟁적이고 적대적이며 공격적이고 인내심이 부족하며, 예민하고, 불안감이 많은 Type A 성격을 가지고 있는 사람은 관상동맥질환으로 사망할 가능성이 높다.

감정을 잘 드러내지 않고, 우울하고 비관적이며, 부정적 감정이 많고, 스트레스를 잘 관리하지 못할 경우 암 발생률이 높다. 정신적 스트레스는 신경계와 내분비계를 통하여 모든 세포에게 부정적인 영향을 미친다. 특히 면역기능을 억제하여 우리 몸을 질병에 취약하도록 만든다.

대부분의 정신적 스트레스는 인간관계에서 비롯된다. 가족, 직장동료, 이웃 간에 일어나는 충돌과 갈등이 스트레스를 만든다. 정신적 스트레스에 잘 대처하고 마음의 휴식을 얻는 방식은 다양하다. 운동을 하거나, 취미가 같은 사람들과 즐겁고 의미 있는 시간을 나누거나, 새로운 것을 배우고 도전을 하거나, 명상을 통해서 휴식을 얻을 수 있다.

(3) 휴식의 날

1년이라는 단위는 지구가 태양을 한 바퀴 도는 것을 기준으로 정해지고, 1개월은 달이 지구를 한 바퀴 도는 주기로 정해지며, 1일은 지구의 자전으로 정해진다. 오늘날 거의 모든 나라에서 공통으로 사용하는 달력인 그레고리력 Gregorian calendar 에 표시된 년 year 과 월 month 과 일 day 은 이러한 천체의 움직임에 따라 정해진다. 그런데 달력에 천체의 운동과 전혀 관련이 없는 단위가 있다. 바로 주 week 이다.

일주일이 7일이라는 이 단위는 어디서 비롯되었을까? 고대 바빌로니아력, 로마력, 율리우스력, 유대력 등 달력의 역사를 연구하는 사람들은 대체로 그 기원을 성경에서 찾는다. 창세기 1장을 보면 첫째 날부터 여섯째 날까지 지구창조의 이야기가 기록되어 있다.

창세기 2장의 도입부에 일곱째 날에 관한 부분이 나온다. 창조주 하나님이 일곱째 날을 복된 날이라 하시고 그날에 안식 휴식 하셨다는 내용이다.

십계명의 네 번째 계명인 '안식일을 기억하여 거룩히 지키라'에 그 뜻이 고스란히 담겨 있다. 일주일 가운데 6일은 열심히 일을 하지만 하루만큼은 온전히 휴식하는 날로 구별하여 떼어놓으라는 것이다. 이것이 일주일 중 하루를 휴일로 정하게 된 기원이다.

고대 로마는 8일에 한 번씩 휴식하는 제도를 유지해 오다가 AD 321년 콘스탄티누스 황제가 기독교를 정식 국교로 지정하면서 7일마다 하루 쉬는 것을 정착시켰다.

정신적 스트레스는 뇌와 부신에서 스트레스 호르몬을 분비한다. 코티솔은 대표적인 스트레스 호르몬이다. 코티솔이 높은 상태로 오래 지속되는 것은 건강에 좋지 않다. 장기간의 코티솔 상승은 면역기능을 약화시키고, 혈당을 상승하게 하며, 뼈를 약하게 하고, 위산분비를 증가시키며, 기억력을 떨어뜨린다.

우리 몸에는 코티솔 수치를 효과적으로 낮추는 물질이 있다. 뇌의 시상하부에서 만들어지고 뇌하수체에서 분비되는 옥시토신 oxytocin 이다. 옥시토신은 임산부가 출산을 할 때, 아기가 엄마의 젖을 빨 때, 사랑하는 사람과 포옹하거나 접촉할 때, 연인끼리 문자를 주고 받을 때도 만들어진다. 신뢰와 사랑으로 서로 친밀하게 연결되어 있다고 느낄 때 bonding 만들어지는 물질이기 때문에 '사랑의 호르몬 love hormone '으로 불린다.

사랑의 호르몬, 옥시토신이 분비되면 코티솔은 낮아진다. 코티솔의 해독제인 것이다. 정신적 스트레스로 인한 코티솔의 상승을 가장 효과적으로 억제하고 마음에 휴식을 주는 것은 옥시토신, 바로 사랑이다.

하나님은 왜 일주일 중 하루를 거룩한 날, 휴식의 날로 지정하셨을까? 인간의 삶은 스트레스의 연속이다. 걱정하고 불안하고 미워하고 화나고 우울하고 좌절하고 외로워하고 슬퍼하면서 코티솔이 상승할 수밖에 없는 삶이다.

지속적으로 코티솔이 올라가면 마음의 병이 육체의 병으로 이어진다. 일주일 가운데 하루를 온전히 코티솔을 낮추는 날로 삼으라는 것이다.

휴식의 날에 마음 속을 용서와 관대함, 사랑과 긍휼로 채우면 옥시토신이 상승한다. 코티솔을 압도하는 옥시토신은 관계를 회복시키고, 무거운 짐으로부터 마음을 자유롭게 하며, 온전한 마음의 휴식을 선물한다. 너그럽고 온유하며 차분하고 침착하며 만족하고 감사하며 즐거움과 행복이 있는 마음이 휴식의 날에 받게 될 축복이다.

(4) 휴식과 절제

적절한 휴식 rest 은 피로한 몸을 회복 rest-oration 시키고 새로운 활력을 불어 넣는 치유제이다. 그러나 과도한 휴식은 오히려 건강을 해친다. 9시간 이상의 과도한 수면은 오히려 기억력과 뇌기능을 떨어뜨린다. 과도한 수면은 치매의 초기 지표일 수도 있고, 비만의 원인이 될 수도 있다.

심부전은 조직이 필요로 하는 산소와 영양분을 충분히 보내지 못할 정도로 심장의 수축기능이 감소한 상태를 말한다. 조금만 움직여도 호흡곤란, 가슴 통증, 피로감이 발생하여 일상생활을 유지하기 힘든 병이다. 병의 진행 정도에 따라 다르겠지만 대체로 조금만 움직여도 힘이 들어서 운동을 포기하는 경우가 많다. 그래서 한 때 의사들은 '절대 침상 안정 absolute bed rest '를 권하기도 했었다.

하지만 심부전 환자가 움직이지 않고 휴식만 한다면 심장기능은 더 악화된다. 약간 힘이 들어도 무리하지 않는 범위에서 운동을 하면 심장기능은 상당히 호전될 수 있다.

골절이 발생하면 보통 6주 정도 석고붕대 cast 를 한다. 단단히 붙을 때까지 골절된 뼈에게 휴식을 주는 것이다. 그런데 장기간 석고붕대를 하면 뼈 주위의 근육이 위축되고 사용하지 않은 뼈의 칼슘이 소실되어 골다공증이 발생할 수 있다. 휴식은 좋은 것이지만 절제의 원칙을 따라야 한다.

(5) 활동과 휴식의 리듬

인체는 활동에 적합하도록 설계되어 있다. 사람은 활기차게 활동할 때 건강이 유지된다. 하지만 신체의 활동은 적절한 휴식과 조화를 이룰 때 그 효과가 나타난다. 휴식은 생체리듬에 있어서 없어서는 안 될 중요한 부분이다. 휴식은 활동만큼이나 건강에 중요하며 신체를 재충전시키는 시간이다.

심장은 활동과 휴식의 조화를 이루는 대표적인 장기이다. 심장은 대부분 근육으로 이루어져 있고 온몸에 혈액을 보내기 위해 약 0.8초에 한 번씩 수축한다. 심장은 하루에 약 100,000번 수축하고, 8,000 리터 이상의 피를 온몸으로 보낸다. 80년을 산다고 할 때, 심장은 약 30억 번을 뛰면서도 정상적인 상태 하에서 맥박을 거르는 일이 한 번도 없다.

심장이 이렇게 지치지 않고 지속적으로 수축할 수 있는 이유가 뭘까? 심장근육세포에 미토콘드리아가 풍부해서 에너지를 효율적으로 생산할 수 있기 때문이기도 하지만, 심장의 활동과 휴식의 조화에 그 원인이 있다.

심장의 주기는 약 0.8초이다. 0.3초 동안 수축하고 0.5초 동안 이완한다. 수축기에는 일을 하고 이완기에는 휴식을 한다. 심장이 이완하고 있을 때 심장의 근육에 영양분과 산소가 공급된다.

호흡에 동원되는 근육들도 활동과 휴식의 리듬을 지키고 있다. 숨을 들이쉴 때는 늑골 갈비뼈 사이의 근육과 횡경막을 능동적으로 수축하여 흉곽의 크기를 증가시킨다. 하지만 숨을 내쉴 때는 근육을 거의 사용하지 않고 흉곽이 가지고 있는 고유의 탄력성에 의해 수동적으로 이루어진다. 흡기보다 호기가 항상 더 길다. 보통 흡기와 호기의 시간은 1:2의 비율로 호흡하는데, 이것을 1:1의 비율로 호흡하게 되면 건강에 좋지 않다.

(6) 적당한 수면시간

건강한 몸을 위하여 요구되는 수면시간은 나이에 따라 다르다. 신생아는 하루 16~20시간의 수면이 필요하고, 소아는 하루에 10~12시간, 대부분의 성인은 하루 6~7시간의 수면이 필요하다. 40대 이후에는 필요한 수면시간이 약간 증가하다가 70대가 되면 다시 감소하는 양상을 보인다.

가장 적당한 수면시간은 어느 정도일까? 30세에서 102세 사이의 남녀 백십만 명을 대상으로 시행된 수면연구에 따르면, 밤에 7시간 동안 잠을 자는 사람의 사망률이 가장 낮았고, 8시간 이상 또는 6시간 이하로 잠을 자면 사망률이 증가하였다.

낮잠은 건강에 도움이 될까? 낮잠은 긴장을 완화하고, 피로감을 줄이는 효과가 있다. 최근 연구결과에 따르면, 20분 정도의 낮잠은 혈압을 떨어뜨리는 효과가 있다고 한다. 낮잠이 건강에 도움이 되기는 하지만 20분 이상은 넘지 않는 것이 좋다.

Chapter 8

제4부 뉴스타트와 건강

믿 음 (Trust in god)

1. 믿음이 갖는 치유력

파킨슨병은 뇌에서 도파민이 만성적으로 부족하여 걷기, 말하기, 글쓰기와 같은 동작이 잘 안 되고 우울증으로 고생하는 질병이다. 2011년에 세레진 Ceregene 이라는 제약회사가 파킨슨병에 대한 새로운 유전자치료를 개발하여 임상시험을 했다. 도파민 분비 신경세포를 복구하는 '뉴투린 neurturin '이라는 물질을 뇌에 주입하는 수술이다. 임상시험은 두 그룹으로 나누어서 진행되었다.

한 그룹은 두개골에 구멍을 내고 진짜 신약을 주입했고, 다른 그룹은 두개골에 구멍을 내고 수술을 받는 것처럼 느끼게 했지만 '뉴투린'을 주입하지 않았다. 진짜 '뉴투린'을 주입한 그룹에서 도파민 증상이 호전되는 것이 관찰되었다. 하지만 임상시험은 실패로 끝났고, 이 회사는 다른 회사에 인수되었다. 왜냐하면, 실제로 '뉴투린'을 주입 받지 않은 환자들의 증상도 같은 비율로 좋아졌기 때문이다. 이른바 가짜수술 sham surgery 로 인한 위약효과이다.

약물로 치료가 되지 않는 파킨슨병 환자들은 새로운 치료제가 개발되기만을 기다린다. 획기적인 치료제가 개발되었다는 소식은 이들에게 희망과 기쁨의 소식이다. 연구 특성상 진짜 치료군에 속할 수도 있고 위약치료군에 속할 수도 있다는 설명을 듣고 동의서에 서명을 하지만, 자신은 진짜치료군에 속했다고 믿고 기대감을 가지면 치료효과가 나타나는 것이다.

믿음과 기대감이 도파민을 만들지 못하는 뇌신경세포의 유전자를 움직이는 것이다. 반대로 실제로 진짜 치료를 받았으나 자신은 가짜 치료를 받은 군에 속했다고 믿고 있으면 치료 효과가 떨어진다.

암 cancer 에서도 위약효과가 나타난다. 전이성 신장암 환자를 대상으로 신약 임상시험을 진행했던 연구가 있었다. 91명은 진짜 신약주사를 맞았고, 90명은 식염수가 든 가짜주사를 맞았다. 진짜 치료를 받은 환자들 가운데 3명이 암 완치 판정을 받았고 1명은 암의 크기가 줄었다. 놀라운 치료 효과이다. 그러나 이 임상시험도 실패로 끝났다. 식염수 주사를 받은 환자들 가운데 3명이 암 완치 판정을 받았고, 3명은 암의 크기가 줄었기 때문이다.

위약효과가 나타나는 기전을 아직 정확하게 설명할 수는 없다. 가짜 우울증 약을 먹어도 약물이 자신의 고통을 해결해 줄 것이라고 믿으면 환자의 기분이 좋아진다.비록 소금물 주사를 맞아도 그것이 자신의 통증을 해결해줄 것이라고 믿고 기대하면 통증이 사라진다. 기관지 천식 발작이 일어날 때 가짜 기관지 확장제를 흡입해도, 진짜라고 믿으면 호흡이 편해진다. 가짜 관절염 수술을 받았을지라도 처방한 의사와 병원을 믿고, 효과가 자신에게 나타날 것을 기대하고 믿으면 무릎통증이 많이 좋아졌다고 말한다.

인도 갠지스 강에 몸을 담그는 사람들, 교회의 부흥집회에 참가한 신도들, 치유의 물을 찾아 수천 킬로미터를 순례하는 환자들, 아프리카 주술사의 치유의식을 따르는 부족민들에게서 종종 나타나는 치유사례들도 믿음과 기대감이 만드는 또 다른 위약효과이다. 정확한 기전을 설명할 수는 없으나 분명한 것은 믿음이라는 영적활동이 사람에게 영향을 미치고 있고, 그것이 치유력으로 나타날 수 있다는 것이다.

2. 로마린다 블루존 사람들

내셔널 지오그래픽은 세계적인 장수 지역인 로마린다에 거주하는 재림교인들의 생활습관 가운데 다른 블루존에서 찾을 수 없는 한 가지를 주목했다. 바로 신앙 공동체 생활이다. 재림교인들은 매주 토요일 안식일 에는 일을 중단하고 교회로 모인다. 함께 예배를 보고 노래를 부르며 친교를 나눈다.

이러한 신앙생활의 중심에는 하나님에 대한 신뢰 trust in God 가 있다. 하나님을 창조주로 인정하고 인류를 위해 하신 일들을 기억한다. 그리고 하나님이 자신을 위해 할 수 있는 일에 대한 기대와 믿음을 갖게 된다.

스트레스에 대한 기억은 사라지고 그 자리를 사랑, 긍휼, 용서, 관용, 소망, 기쁨, 평화가 대신한다. 이웃을 대하는 태도는 친절과 여유가 있다. 하나님의 시선으로 세상을 바라보는 사람들의 태도는 당당해진다. 로마린다 재림교인들이 채식 위주의 식습관, 견과류 섭취, 규칙적인 운동, 자연을 가까이 하는 삶, 금연과 금주 등을 생활습관으로 실천하는 이유에는 하나님에 대한 신뢰가 그대로 반영되어 있다. 몸과 마음을 건강하게 하는 원리를 가장 잘 알고 있는 분이 바로 사람을 만드신 창조주이고, 그 원리를 성경에 기록해 두셨고, 기록된 대로 생활하는 것이 창조주의 뜻이라고 믿는다.

3. 믿음과 영성(spirituality)

과학은 설명할 수 있는 것을 말하고, 영성 종교 은 설명할 수 없는 것을 말한다. 뉴턴 Newton 은 지구와 우주에 존재하는 만유인력을 수학적 도구를 이용해 표현하여 인류 역사상 가장 위대한 과학자가 되었다. 아인슈타인은 물질과 에너지의 관계 E=mc2 를 밝혀 빛의 속도로 움직이는 물질은 에너지와 같다는 특수상대성 이론을 발표했다. 뉴턴과 아인슈타인은 인류사에 남을 업적을 남겼지만 어디까지나 설명할 수 있는 현상을 말한 것뿐이다.

사람은 과학적이고 합리적인 이성만으로 채울 수 없는 갈증이 있다. '나는 어디서 왔고 어디로 가고 있는가?', '죽는다는 것이 무엇인가?', '생명이 무엇인가?' 사람이면 누구나 한 번쯤 가질 수 있는 이러한 질문에 대해 과학은 답을 할 수 없다. 이성을 초월하는 질문은 영성을 눈뜨게 한다.

과학은 이성에 근거하고, 영성은 믿음으로 배양되는 것이다. 영성은 모든 사람에게 열려 있고 선택의 자유가 보장된다.

에덴동산 중앙에는 두 종류의 나무가 있었다. 하나는 생명나무 the tree of life 였고, 다른 하나는 선과 악을 알게 하는 지식의 나무 the tree of knowledge of good and evil 였다. 아담과 하와는 두 나무 모두 접근할 수 있는 자유가 있었다. 하나님은 지식의 나무에서 자라는 열매를 먹지 않기를 바라셨다. 왜냐하면, 지식과 이성으로 눈이 밝아지면 영성을 낳는 믿음을 버리게 될 것을 아셨기 때문이다. 예언대로 오늘날 유물론에 기초한 과학은 신의 존재와 믿음과 영성을 이미 버렸다.

4. 신앙생활과 건강의 관계

세계 보건 기구는 건강을 "단순히 질병이나 병약함이 없는 상태가 아니라 신체적 · 정신적 · 영적 · 사회적으로 완전한 상태"라고 정의했다. 건강의 구성요소로서 영성을 강조하고 있는 것이다.

매주 1회 이상 종교 모임에 참석하는 사람들이 심혈관질환과 암, 기타 질환으로 사망할 확률이 전혀 참석하지 않는 사람들에 비해 33% 낮다. 신앙생활을 활동적으로 하는 사람은 더 오래 살고, 우울증과 치매가 발생할 가능성도 낮다.

심장수술을 받은 노인들의 사망률을 조사한 연구를 보면, 신앙생활을 통해서 안정을 유지하고 공동체 모임에 참여하는 환자들의 6개월 이내 사망률이 3%인데 반해, 신앙생활을 하지 않고 공동체 모임에도 참여하지 않는 환자들의 사망률은 21%였다.

스트레스를 겪고 있는 사람들이 신앙생활과 영성으로 대처할 경우, 고혈압 발생률을 낮출 수 있다.

2016년에 알라바마 의대에서 21명의 예외적인 암 생존자들을 대상으로 인터뷰한 결과를 발표하였다. 신과의 깊은 영적 체험, 하나님에 대한 신뢰에 기초한 기도, 높은 회복 탄력성, 흔들리지 않는 일관성, 암에 대한 새로운 의미 발견 등이 이들의 특징이라고 하였다.

5. 연민(compassion)과 면역기능

연민 compassion 은 다른 사람의 처지를 불쌍히 여기는 것으로 인간만이 가지고 있는 고결한 감정이다. 연민이라는 긍정적 감정과 면역기능은 어떤 관계가 있을까? 침 속의 면역 글로불린 IgA는 상기도, 위장관, 요로 등의 점막에서 일차적으로 병균을 막는 항체이다. IgA 수치가 높을수록 감염질환이 발생할 가능성이 낮아진다. 연민은 침 속의 면역 글로불린 IgA 수치를 증가시킨다.

현재 연민의 감정이 없지만 의도적인 상상만으로도 IgA는 상승한다. 반대로 화 anger 와 짜증은 IgA를 낮춘다. 연민은 스트레스 호르몬 수치를 낮추는 효과도 가지고 있다. 하나님에 대한 신뢰는 사람의 마음속에 연민의 감정이 더 생기도록 하는 촉매제가 된다.

6. 의미있는 행복(eudaimonic happiness)

행복에는 두 가지 종류가 있다. 합격, 승진, 로또 당첨, 경기 응원, 축제, 선물, 맛있는 음식, 여행 등과 같이 외부조건의 변화에서 비롯되는 다소 감각적이고 '쾌락적 행복 hedonic happiness '이 있고, 타인을 도울 때 느끼는 기쁨, 깊은 영적 체험, 가족이나 공동체의 친밀한 유대감 등 삶의 의미를 느끼는 '내면의 행복 eudaimonic happiness '이 있다. 두 가지 행복 모두 즐거움과 만족감이 있다. 그런데 우리 몸은 이 두 가지 행복을 구분할 수 있다.

각각의 행복에 대하여 정반대의 반응을 보인다는 것이 놀랍다. '쾌락적 행복'은 우리 몸의 21,000여 개의 유전자들 가운데 염증을 일으키는 유전자들을 활성화하고, 항체와 인터페론 interferon 과 같은 면역물질의 생성을 억제하도록 한다.

반면, 의미있는 행복은 염증과 관련있는 유전자들의 발현을 억제하고 면역물질의 생성을 촉진한다.

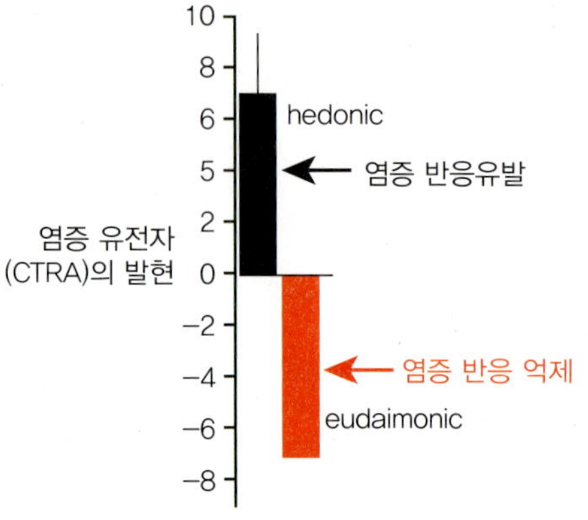

그림 16-1 행복과 염증 반응

하나님에 대한 믿음을 가진 사람은 자신이 좀 더 이타적인 사람이 되기를 바란다. 믿음의 대상인 하나님이 그런 분이라고 믿기 때문에 평생을 모본으로 삼는다. 그리고 이타적인 삶이 가장 의미 있고 아름다우며 진실하고 행복하다고 믿는다.

7. 사랑의 과학

듀크대학교 솔 샨버그 Saul Schanberg 는 접촉으로 인한 신체 내의 변화와 관련된 연구를 하였다. 어미 쥐가 새끼 쥐를 핥아주면 새끼 쥐의 뇌에서 성장 호르몬이 분비되어 새끼 쥐가 정상적으로 발육한다. 만약 어미 쥐가 새끼 쥐를 핥아주지 못하게 하고 새끼 쥐를 격리시키면 성장 호르몬이 생산되지 않아 새끼 쥐가 잘 발육하지 못한다.

어미 쥐를 다시 새끼 쥐와 접촉하게 해주고 혀로 핥아주면 중단되었던 발육이 정상속도로 회복된다. 어미 쥐의 혀와 비슷한 재질의 물에 적신 붓으로 몸을 쓸어 주는 것만으로 어미 쥐의 핥아주기와 같은 효과를 낼 수 있다.

마이애미 대학교의 티퍼니 필드 Tiffany Field 는 조산아 신생아실에 가서 단순히 아기들을 만져 주는 것이 조산아의 성장에 어떤 영향을 미치는지를 연구했다. 그저 하루 세 번씩 매회 15분 동안 아기에게 신체적 접촉을 제공했다. 아기의 몸을 쓰다듬어 주고 작은 팔과 다리를 부드럽게 잡아당겨 쭉쭉 뻗게 해주었다.

이와 같이 어루만져 준 아기들은 그렇지 않은 조산아에 비해서 50%나 빨리 성장했다. 깨어 있는 시간도 더 길었고 더 활동적이었다. 1년이 지난 후 인지검사 및 운동능력 검사에서도 신체 접촉을 받았던 아기들이 더욱 튼튼하고 영리한 것으로 나타났다. 이 실험을 계기로 접촉치료는 이제 병원에서 조산아 치료의 일부로 자리 잡게 되었다.

2차 세계 대전 직후 독일의 연구진들이 두 고아원에서 양육된 아이들의 성장 속도를 조사했다. 제공되는 식사, 시설 환경, 의사의 방문 횟수 등의 조건은 같았으나 아이들의 성장 속도가 두 고아원에서 다르다는 것을 확인했다. 처음 26주 동안 A고아원 아이들의 성장속도가 B고아원 아이들의 성장속도보다 빨랐으나, 26주 이후에는 B고아원 아이들의 성장속도가 A고아원을 추월했다.

왜 이런 현상이 일어났는지를 조사한 결과, 고아원의 원장 때문인 것을 알게 되었다. A고아원의 원장인 그룬은 아이들을 좋아하고 사랑이 많은 어머니 같은 사람이었고, B고아원 원장인 슈바르츠는 고아원 일이 적성에 맞진 않았지만, 책임감과 의무감으로 하는 사람이었다. B고아원 원장인 슈바르츠는 아이들과 접촉을 많이 하지 않았고, 야단치고 교훈하는 것을 자주했다.

26주 후에 그룬이 A고아원을 떠나게 되자 슈바르츠가 A고아원을 밑게 되었다. A고아원 아이들의 성장속도가 둔화되기 시작했고, B고아원 아이들의 성장은 눈에 띄게 빨라졌다. 그런데 B고아원에서 슈바르츠가 특별히 관심을 가지고 좋아했던 아이들을 A고아원으로 데리고 갔는데 옮기고 난 후에 이 아이들의 성장속도는 급격히 상승했다.

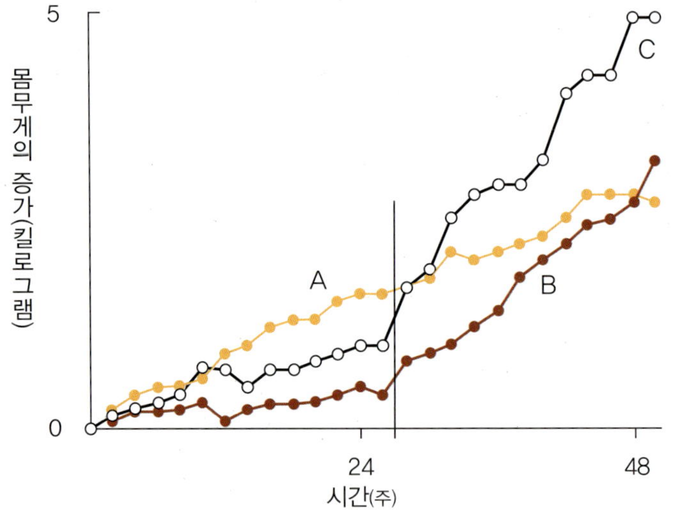

그림 16-2 독일 고아원 아이들의 성장속도 비교

접촉 touch 은 동물이 사용하는 사랑의 언어이다. 접촉은 신경계, 면역계, 내분비계를 움직이고 세포의 유전자를 움직여서 성장 호르몬을 만들게 한다. 사랑은 단지 추상적 단어가 아니다. 엑스레이가 몸을 통과할 때 우리가 인지하지 못한다고 해서 그 에너지가 없다고 할 수 없는 것처럼 사랑은 온몸에 영향을 미친다.

친밀한 관계를 맺고 사는 사람들이 많을수록 오래 사는 이유가 뭘까? 무슨 일이 있어도 내 편이 되어줄 것 같은 사람이 많을수록 암 환자의 생존율이 증가하는 것은 왜 그럴까? 사랑의 본질은 나에게 중요한 사람들에게 관심을 기울이는 것이다. 사랑은 그저 달콤한 노랫가락이 아니라 인내, 노력, 의지, 친절, 관대함으로부터 만들어지는 것이다. 사람은 관계를 맺고, 관심을 가지고, 친절을 베풀면서 사랑을 배운다. 친밀한 관계를 맺고 있는 사람은 사랑의 에너지를 주고받으며 서로에게 유익을 주고 있다.

하나님에 대한 신뢰 Trust in God 가 건강한 생활습관에 꼭 포함되어야 하는 이유는 사랑과 관련이 있기 때문이다. 성경에 "하나님은 사랑이시라" 요한일서4:16 라는 구절이 있다. 사랑의 근원이 하나님 자신이라는 말이다. 자식을 향한 부모의 사랑, 부모를 향한 자식의 사랑, 형제의 사랑, 친구의 사랑, 연인의 사랑, 인류의 사랑 등 모든 종류의 사랑은 하나님이 인간의 마음속에 창조해 두신 것이다.

그런데 사랑은 배양하지 않으면 먼지가 쌓인다. 이기적인 마음, 미워하는 마음, 질투하는 마음에는 사랑의 흔적을 찾을 수 없다. 사랑이 사라지면 마음에 병이 든다. 하나님과 맺은 깊은 영적 관계는 내면에 쌓인 먼지를 청소하고 사랑을 회복하는 과정이다. 채식을 실천하고, 규칙적인 운동을 하고, 물을 마시고, 햇볕을 쬐고, 절제하고, 신선한 공기를 호흡하고, 휴식하는 것은 우리의 정신과 육체를 건강하게 하는 좋은 습관임에 틀림없다. 그것이 창조주의 계획이고 뜻이기 때문이다.

이 사실을 진실로 믿을 것인지 믿지 않을 것인지는 개인의 자유다. 믿음의 유무에 상관없이 실천하면 건강하게 오래 산다. 하지만 믿음을 가졌을 때 얻는 유익이 있다. 믿음은 기대하는 결과를 만드는 힘이 있을 뿐만 아니라, 관계를 형성하고 영성을 계발하며 삶을 풍성하고 밀도 있게 만든다.

햇볕을 쬐면서 파란 하늘을 바라보면 뇌에서 세로토닌 serotonin 이 만들어진다. 세로토닌은 우리의 정서를 안정시키고 우울하지 않게 한다. 하늘을 바라보는 사람은 누구나 세로토닌의 효과를 얻는다. 하나님에 대한 믿음 Trust in God 은 여기에 의미를 더한다. 우리의 망막에 480nm의 파란색 파장을 감지하는 특별한 세포를 만들어 놓으신 창조주의 뜻을 생각한다. 그리고 하늘을 온통 파란색으로 물들이신 그 분의 마음을 생각한다. 사람이 영성을 통해 신과 연결되는 순간이다. 마침내 파란 하늘은 '우울해하지 말고 행복하게 살라'는 하나님의 간절한 마음이 담긴 편지라는 믿음이 생기고, 그 사랑에 대한 반응으로 가슴은 뜨거워지고 행복감이 밀려온다.

믿음은 이렇게 삶의 의미를 더해주는 자양분이다. 믿음은 영성을 낳고, 영성은 사랑을 낳는다. 사랑은 강물이 되어 대지를 적시고 또 다른 사랑으로 이어진다. 뉴스타트 생활습관의 목적은 건강하게 오래 사는 것이 아니다. 건강한 정신과 육체를 가지고 생의 마지막 순간까지 사랑을 배우며 살자는 것이다.

참고 문헌 Reference literature

제1부 건강한 사람들

1장 블루존

1. Michel Poulain et al. Experimental Gerontology, 2004
2. National Geographic Magazine's November 2005 edition, "Secrets of Long Life."

3장 재림교인 건강연구

1. US News a world report, 2009

제2부 생활의학

1장 세포와 유전자

1. Bianconi et al. Annals of Human Biology 2013
2. "Ensembl genome browser 71 : Homo sapiens – Chromosome summary – Chromosome 1 : 1 – 1,000,000". apr2013.archive.ensembl.org. Retrieved 2016.04.11.

2장 후성유전학

1. The honey bee epigenomes : differential methylation of brain DNA in queen and workers

3장 생활습관과 질병

1. The Relationship of Sugar to Population-Level Diabetes Prevalence : An Econometric Analysis of Repeated Cross-Sectional Data (E-mail : basus@stanford.eduAffiliation Stanford Prevention Research Center, Department of Medicine, Stanford University, Palo Alto, California, United States of America)
2. "Excessive caloric intake acutely causes oxidative stress, GlUT4 carbonylation , and insulin resistance in healthy men"Guenther Boden et al. Science Translational Medicine, 2015
3. Hana Kahleova et al. Nutrients 2018
4. NEJM, 2002
5. Kristen L. Knutson. Does inadequate sleep play a role in vulnerability to obesity? American Journal of Human Biology, 2012 ; 24 (3) : 361
6. European Heart Journal, Volume 39, Issue 33, 01 September 2018, Pages 3021 – 3104

7. Caldwell B. Esselstyn et al. Preventive Cardiology 2001; 4:171-177
8. Dean Ornish at al. JAMA, 1998
9. D M Parkin et al. British Journal of Cancer, 2011
10. Joossens JV et al. International Journal of Epidemiology, 1996
11. Bray F, Ferlay J, Soerjomataram I, Siegel RL, Torre LA, Jemal A. Global Cancer Statistics 2018: GLOBOCAN estimates of incidence and mortality worldwide for 36 cancers in 185 countries. CA Cancer J Clin, in press
12. Ngo TH et al. Effect of diet and exercise on serum insulin, IGF-1, and IGFBP-1 levels and growth of LNCaP cells in vitro(United Stated). Cancer Causes Control. 2002
13. Allen NE et al. The associations of diet with serum insulin-like growth factor I and its main binding proteins in 292 women meat-eaters, vegetarians, and vegans. Cancer Epeidemiol Biomarkers Prev. 2002
14. Bray F, Ferlay J, Soerjomataram I, Siegel RL, Torre LA, Jemal A. Global Cancer Statistics 2018: GLOBOCAN estimates of incidence and mortality worldwide for 36 cancers in 185 countries. CA Cancer J Clin
15. Li, William. "Dietary Sources of Naturally-Occurring Antiangiogenic Substances," Angiogenesis Foundation http://www.angio.org
16. Li, William. "Dietary Sources of Naturally-Occurring Antiangiogenic Substances," Angiogenesis Foundation http://www.angio.org
17. Kruse J. REALITY #4: WHY EYE AND BRAIN DISEASES ARE EXPLODING. https://www.jackkruse.com/reality-4-eye-brain-diseases-exploding/
18. Agrawal A, Darbari S, Rai TP, Kulkarni GT. Role of Melatonin in the Pathophysiology of Cancer. J Chron DD. 2016;7:1-6
19. Kristin KD et al. Nature Reviews Cancer volumc 7, pages 684~700, 2007
20. Michaud DS et al. Fluid intake and the risk of bladder cancer in men. N Engl J Med 340
21. Tang R et al. Physical activity, water intake, and risk of colorectal cancer in Taiwan: A hospital-based case-control study. Int J Cancer 82
22. Lillberg K et al. Stressful life events and risk of breast cancer in 10808 women: a cohort study. Am J Epidemiol, 2003
23. Jie Lin et al. Cancer Epidemiol Biomarkers Prev, 2015
24. Levy SM et al. Psychosom Med, 1988
25. Dean Ornish et al. The Journal of Urology, 2005
26. Pierce JP et al. J Clin Oncol, 2007

제3부 생활습관과 영양

4장 영양소의 기본원리

1. 김소연 외, "케어복지사를 위한 노인영양", 교육과학사, 2002

2. 농촌진흥청, 식품 칼로리와 영양성분표
3. 김덕희 외, "베이직 영양학", (주)지구문화, 2018
4. 박영민 외, "치과영양학", 대한나래출판사, 2017
5. 한정순 외, "현대인의 식생활과 건강", (주)지구문화, 2016

5장 잘못 알고 있는 영양상식

1. 니일 네들리, "첨단과학으로 입증된 웰빙 생활습관", 시조사, 1998
2. Rossignol AM, Bonnlander H. Prevalence and severity of the premenstrual syndrome. Effects of foods and beverages that are sweet or high in sugar content. J Reprod Med 1991 Feb;36(2):131~136
3. Prinz RJ, Riddle DB. Associations between nutrition and behavior in 5-year-old children. Nutr Rev 1986 May;44 Suppl:151~158
4. Kijak E, Foust G, Steinman RR. Relationship of blood sugar level and leukocytic phagocytosis. Southern California Dental Assoc 1964;32(9):349~351
5. Sanchez A, Reeser JL, et al. Role of sugars in human neutrophilic phagocytosis. Am J Clin Nutr 1973 Nov;23(11):1180~1184
6. Armstrong B, Doll R. Environmental factors and cancer incidence and mortality in different countries, with special reference to dietary practices. Int J Cancer 1975 Apr 15;15(4):617~631
7. Stellman SD, Garfinkel L. Patterns of artificial sweetener use and weight change in an American Cancer Society prospective study. Appetite 1988;11 Suppl 10:85~911
8. Tordoff MG, Alleva AM. Effect of drinking soda sweetened with aspartame or high-fructose corn syrup on food intake and body weight. Am J Clin Nutr 1990 Jun;51(6):963~969
9. Hardinge MG, Crooks H, Stare FJ. Nutritional studies of vegetarians, J Am Diet Assoc 1996 Jan;48(1):25~28
10. Campbell TC. Muscling out the meat myth. New Century Nutrition 1996 Jul;2(7):1~2
11. US Preventive Services Task Force. Screening for Postmenopausal Osteoporosis. In: Guide to Clinical Preventive Services. Baltimore, MD: Williams and Wilkins, 1996 p.509~516
12. US Preventive Services Task Force. Screening for Postmenopausal Osteoporosis. In: Guide to Clinical Preventive Services. Baltimore, MD: Williams and Wilkins, 1996 p.509~516
13. US Preventive Services Task Force. Screening for Postmenopausal Osteoporosis. In: Guide to Clinical Preventive Services. Baltimore, MD: Williams and Wilkins, 1996 p.509~516
14. Johnson NE, Alcantara EN, Linkswiler H. Effect of level of protein intake on urinary

and fecal calcium and calcium retention of young adult males. J Nutr 1970 Dec;100(12):1425~1430

15. Linkswiler HM, Zemel MB, et al. Protein-induced hypercalciuria. Fed Proc 1981 Jul;40(9):2429~2433
16. Hegsted DM. Calcium and osteoporosis. J Nutr 1986 Nov;116(11):2316~2319
17. Abelow BJ, Holford TR, Insogna KL. Cross-cultural association between dietary animal protein and hip fracture: a hypothesis. Calcif Tissue Int 1992 Jan;50(1):14~18
18. Mazess RB, Mather W. Bone mineral content of North Alaskan Eskimos. Am J Clin Nutr 1974 Sep;27(9):916~925
19. Mazess RB, Mather W. Bone mineral content of North Alaskan Eskimos. Am J Clin Nutr 1974 Sep;27(9):916~925
20. Feskanich D, Willett WC, et al. Protein consumption and bone fractures in women. Am J Epidemiol 1996 Mar 1;143(5):472~479
21. Ross PD. Osteoporosis, frequency, consequences, and risk factors. arch Intern Med 1996 Jul 8;156(13):1399~1411
22. Weaver CM. Calcium bioavailability and its relation to osteoporosis. Proc Soc Exp Biol Med 1992 Jun;200(2):157~160
23. Craig WJ. The Calcium Craze. In: Nutrition for the Nineties. E ㄸ머 Claire, MI: Golden Harvest Books, 1992 p.131~146
24. United States Department of Agriculture Agricultural Research Service. Nutrient Content of the U.S. Food Supply, 1909~1990. Home Economic Research Report No.52. September 1994 p.98~99
25. Grulee CG, Sanford HN, Herron PH. Breast and Artificial Feeding. JAMA 1934;103:735
26. Grulee CG, Sanford HN, Schwartz H. Breast and Artificially Fed Infants. JAMA 1935;104:1986
27. Cunningham AS Morbidity in breast-fed and artificially fed infants. J Pediatr 1977 May;90(5):726~729
28. Cunningham AS Morbidity in breast-fed and artificially fed infants. II, J Pediatr 1979 Nov;95(5 Pt 1):685~689
29. Barness LA Nutrition and Nutritional Disorders. In: Behrman RE, editor. Nelson Textbook of Pediatrics-14th edition., Philadelphia, PA: WB Saunders Company, 1992 p.116~117
30. Scariati PD, Grummer-Strawn LM, Fein SB. A longitudinal analysis of infant morbidity and the extent of breastfeeding in the united states. Pediatrics 1997 Jun;99(6):E5
31. Weaver CM. Calcium bio-availability and its relation to osteoporosis. Proc Soc Exp

Biol Med 1992 Jun;200(2):157~160
32. Wilson NW, Hamburger RN. Allergy to cow's milk in the first year of life and its prevention. Ann Allergy 1988 Nov;61(5):323~327
33. Saarinen UM, Kajosaari M. Breastfeeding as prophylaxis against atopic disease; prospective follow-up study until 17 years old. Lancet 1995 Oct 21;346(8982):1065~1069
34. Hamilton, JR. Dietary Protein Intolerance. In: Behrman RE, editor. Nelson Textbook of Pediatrics-14th edition., Philadelphia, PA: WB Saunders Company, 1992 p.971~972
35. Iacono G, Carroccio A, et al. Chronic constipation as a symptom of cow milk allergy. J Pediatr 1995 Jan;126(1):34~39
36. Speer F. The allergic child. Am Fam Physician 1975 Feb;11(2):88~94
37. Gerrard JW, MacKenzie JW, et al. Cow's milk allergy: prevalence and manifestations in an unselected series of newborns. Acta Paediatr Scand Suppl 1973;234():1~21
38. Oski FA. Don't Drink Your Milk -9th edition. Brushton, NY: TEACH Services, Inc. 1983 p.16~17. p. 56~57. p. 59, 63~65.
39. Oski FA. Iron deficiency in infancy and childhood. N Engl J Med 1993 Jul 15;329(3):190~193
40. Stockman JA 3rd. Iron deficiency Anemia. In: Behrman RE, editor. Nelson Textbook of Pediatrics-14th edition., Philadelphia, PA: WB Saunders Company, 1992 p. 1239
41. Pennington JA. Supplementary Tables: Sugars. In: Bowes and Church's Food Values of Portions Commonly Used, Fifteenth Edition. Philadelphia, PA: JB. Lippincott Co., 1989 p. 151
42. American Academy of Pediatrics Committee on Nutrition: The use of whole cow's milk in infancy. Pediatrics 1992 Jun;89(6 Pt 1):1105~1109
43. Lucas A, Morley R, et al. Breast milk and subsequent intelligence quotient in children born preterm. Lancet 1992 Feb 1;339(8788):261~264
44. Walker M. Regarding higher IQs in preterm infants fed human milk. Birth 1993 Mar;20(1):50
45. Crook WG. Food allergy-the great masquerader. Pediatr Clin North Am 1975 Feb;22(1):227~238
46. Uauy-Dagach, R, Mena P. Nutritional role of omega-3 fatty acids during the perinatal period. Clin Perinatol 1995 Mar;22(1):157~175
47. Karjalainen J, Martin JM, et al. A bovine albumin peptide as a possible trigger of insulin-dependent diabetes mellitus N Engl J Med 1992 Jul 30;327(5):302~307
48. Cavallo MG, Fava D, et al. Cell-mediated immune response to beta casein in recent-onset insulin-dependent diabetes: implications for disease pathogenesis. Lancet 1996 Oct 5;348(9032):926~928

49. Pennington JA. Supplementary Tables: Sugars. In: Bowes and Church's Food Values of Portions Commonly Used, Fifteenth Edition. Philadelphia, PA: JB. Lippincott Co., 1989 p. 23~26, p. 151
50. Ornish D, Brown SE, et al. Can lifestyle changes reverse coronory heart disease? The Lifestyle Heart Trial. Lancet 1990 Jul 21;336(8708):129~133
51. Rose DP, Boyar AP, Wynder EL. International comparisons of mortality rates for cancer of the breast, ovary, prostate, and colon, and per capita food consumption. Cancer 1986 Dec 1;58(11):2363~2371
52. La Vecchia C, Negri E, et al. Dairy products and the risk of prostatic cancer. Oncology 1991;48(5):406~410
53. Benito E, Obrador A, et al. A population-based case-control study of colorectal cancer in Majorca. I. Dietary factors. Int J Cancer 1990 Jan 15;45(1):69~76
54. Layzer RB. Hereditary and Acquired Intrinsic Motor Neuron Diseases. In: Bennett JC, Plum F, editors Cecil Textbook of Medicine-20th edition. Philadelphia, PA: WB Saunders Company, 1996. p.2052~2055
55. Rudick RA. Multiple Sclerosis and Related Conditions. In: Bennett JC, Plum F, editors Cecil Textbook of Medicine-20th edition. Philadelphia, PA: WB Saunders Company, 1996. p.2106~2113
56. Agranoff BW, Goldberg D. Diet and the geographical distribution of multiple sclerosis. Lancet 1974 Nov 2;2(7888):1061~1066
57. The World Book Encyclopedia. Chicago, IL: World Book, Inc., vol. 13, 1993.
58. Hyde JL, Blackwell JH, Callis JJ. Effect of pasteurization and evaporation on foot-and-mouth disease virus in whole milk from infected cows. Can J Comp Med 1975 Jul;39(3):305~309
59. Blackwell JH, Hyde JL. Effect of heat on foot-and-mouth disease virus(FMDV) in the components of milk from FMDV-infected cows. J Hyg(Lond) 1976 Aug;77(1):77~83
60. Rubino MJ. Inactivation of bovine leukemia virus in milk. Thesis, University of Iowa. December 1980. As cited In: Hulse V. Mad Cows and Milk Gate. Phoenix, OR: Marble Mountain Publishers, 1996 p.157
61. Hedberg CW, Korlath JA, et al. A multistate outbreak of Salmonella javiana and Salmonella oranienburg infections due to consumption of contaminated cheese. JAMA 1992 Dec 9;268(22):3203~3207
62. Last LM, Wallace RB. Maxcy-Rosenau-Last, Public Health and Preventive Medicine-13th edition. Norwalk, CT: Appleton and Lange, 1992 p.150, p.263
63. Nadakavukaren A. Food Quality in Man and Environment: A Health Perspective-3rd edition. Prospect Heights, IL: Waveland Press Inc., 1990 p.243

제4부 뉴스타트와 건강

6장 건강식(Nutrition)

1. E.G.White, 치료봉사, 시조사
2. 비타민 B12의 진실, 베지닥터(www.vegedoctor.org)
3. 송숙자 외,「NEWSTART 건강」, 시조사, 2002
4. Albert MJ et al. Vitamin B12 synthesis by human small intestinal bacteria. Nature. 1980
5. 곽충실, 황진용, 와다나베 후미오, 박상철. "한국 장류, 김치 및 식용해조류를 중심으로 하는 일부 상용 식품의 비타민 B_{12} 함량분석 연구". 한국영양학회지 2008; 41(5):439-447, Watenabe F et al. Vitamin B_{12}-Containing Pland Food Sources for Vegetarians. Nutrients 2014;6:1861-1873

7장 운동(Exercise)

1. https://www.cancer.gov/about-cancer/causes-prevention/risk/obesity/physical-activity-fact-sheet
2. NASM의 퍼스널 트레이닝 & ACSM 운동전문가 안내서
3. ACSM's Guidelines for Exercise Testing and Prescription
4. Vernon W. Foster, 김일순 감수, "위마의 뉴스타트", 빛과 소리, 1992
5. 서울대학교 의과대학 국민건강지식센터
6. 건강증진을 위한 주간 권장 운동량, 미국 스포츠의학회/ 미국 심장학회
7. 김명석 외,「NEWSTART 건강」, 시조사, 2002

8장 물(Water)

1. 김덕희 외, "베이직 영양학", 지구문화, 2018
2. 이상구 · 김소연, "뉴스타트 건강", 지구문화, 2015
3. 한정순 외, "현대인의 식생활과 건강", 지구문화, 2016
4. MV Math et al. Gallbladder emptying after drinking water and its possible role in prevention of gallstone formation. Singapore Medical Journal, 1986
5. 김현원, "내 몸에 가장 좋은 물", 서지원, 2002

9장 햇빛(Sunlight)

1. Martin Feelisch et al. Is sunlight good for our heart? European Heart Journal 2010
2. Mechael F. Holick Biological Effects of Sunlight, Ultraviolet Radiation, Visible Light, Infrared Radiation and Vitamin D for Health. Anticancer Research 2016

10장 절제(Temperance)

1. NEJM 1994 The effect of Vitamin E and Beta Carotene on the incidence of Lung Cancer and Other Cancers in Male Smokers

2. Marian V. Eberhardt et al. Nutrition: Antioxidant activity of fresh apples. Nature 2000
3. 홀리안 멜고사 저, "긍정적인 마음", KPH BOOKS, 2011
4. 김명석 외, "뉴스타트 건강", 시조사, 2002
5. American Legacy Foundation factsheet on lung cancer; their cited
6. source is: CDC (Centers for Disease Control) The Health Consequences of Smoking: A Report of the Surgeon General. 2004
7. Nyboe J, Jensen G, Appleyard M, Schnohr P. (1989). "Risk factors for acute myocardial infarction in Copenhagen. I: Hereditary, educational and socioeconomic factors. Copenhagen City Heart Study.". Eur Heart J 10 (10): 910-6. PMID 2598948
8. Devereux G. ABC of chronic obstructive pulmonary disease. Definition, epidemiology, and risk factors. BMJ 2006;332:1142-1144. PMID 16690673
9. Boyle P, Autier P, Bartelink H; 외. (2003년 7월). "European Code Against Cancer and scientific justification: third version (2003)". 《Ann Oncol》 19(7): 973 – 1005. PMID 12853336. doi:10.1093/annonc/mdg305
10. Sasco AJ, Secretan MB, Straif K. (2004). "Tobacco smoking and cancer: a brief review of recent epidemiological evidence". 《Lung Cancer》 45 (Suppl 2): S3 – 9. PMID 15552776. doi:10.1016/j.lungcan.2004.07.998
11. Jerry Markon, Renae Merle (2004년 4월 13일). "Disparity in Protecting Food Service Staff from Secondhand Smoke Shows Need for Comprehensive Smoke-Free Policies, Say Groups"
12. Madlen Schutze et al. Alcohol attributable burden of incidence of cancer in eight European countries based on results from prospective cohort study BMJ 2011
13. https://web.archive.org/web/20121128010938/http://imnews.imbc.com/replay/nwdesk/article/2974684_5780.html Archived
14. Timko, C; Debenedetti, A (2007년 10월). "A randomized controlled trial of intensive referral to 12-step self-help groups: One-year outcomes". 《Drug and Alcohol Dependence》 90 (2 – 3): 270 – 279. PMID 17524574
15. https://www.cyber1388.kr:447/new_/sub03_4_4.asp

11장 공기(Air)

1. Hiroko Ochiai et al. Physiological and Psychological Effect of Forest Therapy on Middle-Aged Males with High-Normal Blood Pressure. Int J Environ Res Public Health 2015
2. Ulrich RS. View through a window may influence recovery from surgery. Science 1984
3. Gregory NB et al. Nature experience reduces rumination and subgenual prefrontal cortex activation PNAS 2015

4. Kirsten MM Beyer et al. Exposure to Neighborhood Green Space and Mental Health: Evidence from the Survey of the Health of Wisconsin. Int J Environ Res Public Health 2014
5. Park BJ et al. The physiological effects of Shinrin-yoku (taking in the forest atmosphere or forest bathing): evidence from field expriments in 24 forests across Japan. Environ Health Prev Med 2010
6. Qing Li. Effect of forest bathing trips on human immune function. Environmental Health and Preventive Medicine 2009
7. Richard Mitchell et al. Effect of exposure to natural environment on health inequalities: an observational population study. The Lancet 2008
8. Hotta K et al. Daily muscle stretching enhances blood flow, endothelial function, capillarity, vascular volume and connectivity in aged skeletal muscle. J Physiol 2018
9. https://www.bbc.com/korean/new
10. 미세먼지오염의 현황과문제점 – 서울대학교 S-Space
11. s-space.snu.ac.kr/bitstream/10371/98428/1/01.pdf

12장 휴식(Rest)

12. Marc Cuesta et al. Simulated Night Shift Disrupts Circardian Rhythms of Immune Function in Humans J Immunol 2016
13. Sarah Liu, Chikezie O. Madu, Yi Lu. The Role of Melatonin in Cancer Development Oncomedicine 2018
14. R Santoro, M Marani, G Blandino, P Muti, S Strano. Melatonin triggers p53ser phosphorylation and prevents DNA damage accumulation. Oncogene 31 2012
15. David R. Ragland et al. Type a Behavior and Mortality from Coronary Heart Disease N Engl J Med 1988
16. Chida Y, Hamer M, Wardle J, Steptoe A. Do stress-related psychosocial factors contribute to cancer incidence and survival? Nat Clin Pract Oncol 2008
17. https://en.wikipedia.org/wiki/Week
18. Markus Heinrichs et al. Social support and oxytocin interact to suppress cortisol and subjective response to psychosocial stress Biological Psychiatry 2003
19. Kronholm E. et al. Self-reported sleep duration and cognitive functioning in a general population. Journal of Sleep Research 2008
20. Andrew J. Westwood et al. Prolonged sleep duration as a marker of early neurodegeneration predicting incident dementia Neurology 2017
21. Chaput JP et al. The association Between Sleep Duration and Weight Gain in Adults: A 6-Year Prospective Study from the Quebec Family Study. Sleep 2008
22. Marijke DC et al. How breathing can help you make better decisions: Two studies on

the effects of breathing patterns on heart rate variability and decision-making in business cases International Journal of Psychophysiology 2019

23. Kripke DF, Garfinkel L, Wingard DL, Klauber MR, Marler MR. Mortality associated with sleep duration and insomnia Arch Gen Psychiatry 2002
24. Leonidas Poulimenos et al. Mid-day Sleep Effects As Potent As Recommended Lifestyle Changes in Patients with Arterial Hypertension Journal of the American College of Cardiology 2019

16장 신뢰(Trust in God)

1. http://www.ceregene.com/press_112608.asp[Accessed 28 Apr 10
2. McRae C, Cherin E, Yamazaki TG, Diem G, Vo AH, Russell D, Ellgring JH, Fahn S, Greene P, Dillon S, Winfield H, Bjugstad KB, Freed CR. Effects of perceived treatment on quality of life and medical outcomes in a double-blind placebo surgery trial. Arch Gen Psychiatry 2004
3. Gleave ME et al. Interferon gamma-1b compared with placebo in metastatic renal-cell carcinoma. Canadian Urologic Oncologic Group. N Engl J Med 1998
4. Shanshan Li et al. Association of Religious Service Attendance With Mortality Among Woman JAMA Intern Med. 2016
5. Jeff Levin. God, Faith, and Health: Exploring the Spirituality-Healing Connection (John Wiley & Sons, 2001
6. Oxman TE, Freeman DH Jr, Manheimer ED. Lack of social participation or religious strength and comfort as risk factors for death after cardiac surgery in the elderly Psychosom Med 1995
7. Cozier YC et al. Religious and Spiritual Coping and Risk of Incident Hypertension in the Black Woman Health Study Ann Behave Med 2018
8. S. Meleth et al. A qualitative study of exceptional survivors of cancer Journal of Clinical Oncology 2016
9. Glen Rein, Mike Atkinson, Rollin McCraty. The Physiological and Psychological Effects of Compassion and Anger Journal of Advancement in Medicine 1995
10. Rockliff Helen et al. A pilot exploration of heart rate variability and salivary cortisol response to compassion-focused imagery Clinical Neuropsychiatry: Journal of Treatment Evaluation 2008
11. Barbara LF et al. A functional genomic perspective on human well-being. Proc Natl Acad Sci USA 2013
12. Saul MS et al. Sensory Deprivation Stress and Supplemental Stimulation in the Rat Pup and Preterm Human Child Development 1987

찾아보기

기타

ㄱ

ㄴ

ㅇ

ㅍ

ㅎ

현대인을 위한

생활의학 개론

2019년 9월 1일 초판 인쇄
2019년 9월 5일 초판 발행

저 자 김소연 · 백경기

발행인 주병오 · 주민기

발행처 (주)지구문화
JIGU CULTURE Co.Ltd

경기도 파주시 회동길 209
파주출판문화도시

마케팅부 (031) 955－7566 · 7577
편집부 (031) 955－7731
FAX (031) 955－7730

독자의견 전화 (031) 955－7577
홈페이지 www.ji-gu.co.kr
이메일 profjangchoon@hanmail.net
등록번호 1979년 7월 13일 제 9－57호

ISBN 978－89－7006－860－2 값 22,000원